HABLEMOS DE CÁNCER

MANEL ESTELLER

HABLEMOS DE
CÁNCER

MÁS DE
50
**RESPUESTAS A
LAS PRINCIPALES
DUDAS**

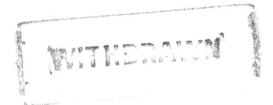

RBA

© Manel Esteller Badosa, 2018.
© de esta edición: RBA Libros, S.A., 2018.
Avda. Diagonal, 189 - 08018 Barcelona.
rbalibros.com

Primera edición: marzo de 2018.

REF.: ONFI260
ISBN: 978-84-9056-996-2
DEPÓSITO LEGAL: B.1.847-2017

FOTOCOMPOSICIÓN • GAMA, S.L.

Impreso en España - Printed in Spain

CONTENIDO

Introducción 9

PRIMERA PARTE
HABLEMOS DE CÁNCER

1 ¿Qué es el cáncer? 13

2 ¿Desde cuándo ha existido el cáncer? 19

3 ¿Cuáles son los genes del cáncer? 25

4 ¿Cuál es mi probabilidad de tener cáncer? 30

5 ¿Existen vacunas contra el cáncer? 35

6 ¿Hay personas inmunes al cáncer?
¿Qué hace el sistema inmune contra el cáncer? 40

7 ¿Se puede contagiar el cáncer? 44

8 ¿Es hereditario el cáncer? 46

9 ¿Es el cáncer sensible a las hormonas? 52

10 ¿El tabaco provoca cáncer? 56

11 ¿El alcohol provoca cáncer? 60

12 ¿La radiación provoca cáncer? 62

13 ¿Está asociado un mayor índice de cáncer
con algunos trabajos en concreto? 66

14 ¿Influye la dieta en el cáncer? 70

15 ¿Tiene relación la obesidad con el cáncer?
¿Puedo reducir mis probabilidades de sufrir cáncer
si practico algún deporte? 73

CONTENIDO

16 ¿Puede influir el lugar donde vivo en el tipo de tumor que puedo padecer? ¿Qué es la geografía del cáncer? 76

17 Los diversos nombres del cáncer y su significado: un diccionario breve de la oncología 79

18 ¿Cómo se clasifica y determina el estado y avance de un tumor? 86

19 ¿Qué es la metástasis? 89

20 ¿Puede uno detectar por su cuenta el cáncer? 93

21 ¿Es cierto lo que he leído en Internet sobre el cáncer? 97

22 ¿Cómo se diagnostica un cáncer? 100

23 ¿Es operable mi cáncer? Si mi cáncer no se puede operar, ¿disminuyen siempre mis posibilidades de superarlo? 105

24 ¿Hay diferencias en el cáncer entre hombres y mujeres? 108

25 ¿Existen particularidades en el cáncer según la edad de quien lo padezca? 112

26 ¿Qué es la quimioterapia? ¿Cuáles son los fármacos más comunes contra el cáncer? 115

27 ¿Qué es la radioterapia? 119

28 ¿Puede producir el tratamiento contra el cáncer enfermedades derivadas? 122

29 ¿Qué es la medicina personalizada del cáncer? 125

30 ¿En qué nuevos fármacos se está trabajando para curar el cáncer? 129

31 ¿Se asocia el cáncer a otras enfermedades previas? 134

32 ¿Cómo enfocar la vida después del cáncer? ¿Qué puedo hacer para no recaer? 137

33 ¿Cómo puedo ayudar a quienes padecen cáncer y a los que lo han superado? 140

34 ¿Cómo puedo apoyar la lucha y la investigación contra el cáncer? 143

35 ¿Cuál es el futuro de la ciencia respecto al cáncer? ¿Cuáles son los descubrimientos en los que ponemos nuestra esperanza? 146

SEGUNDA PARTE
DIFERENTES TIPOS DE CÁNCER

Algunos comentarios antes de comenzar
con esta segunda parte del libro 151

36 Cáncer de cabeza y cuello 155

37 Cáncer del cerebro 159

38 Cáncer de colon y recto 164

39 Cáncer de esófago 172

40 Cáncer de estómago 177

41 Cáncer de hígado 181

42 Cáncer de huesos 187

43 Leucemias 191

44 Linfomas 199

45 Cáncer de mama y otros tumores propios
de la mujer (cáncer de ovario, útero o cérvix) 206

46 Mesotelioma 219

47 Cáncer de músculos 223

48 Cáncer de páncreas 225

49 Cáncer de piel (melanoma) 230

50 Cáncer de piel no melanoma 240

51 Cáncer de próstata y otros tumores propios
del hombre (cáncer de testículo) 243

52 Cáncer de pulmón 249

53 Cáncer de riñón 256

54 Cáncer de tiroides 259

55 Cáncer de vejiga 261

Comentarios finales 265

INTRODUCCIÓN

Este es un libro sobre ti. Sobre mí. Sobre nuestras familias y nuestros amigos. Sobre el desconocido que nos cruzamos en la calle. Porque todos enfermamos y un número no despreciable de nosotros tendremos un cáncer. Y entonces nos asaltarán interrogantes y dudas. En este libro encontrarás las respuestas y las esperanzas que nos da la ciencia más rigurosa. Hagámonos preguntas y contestémoslas sin miedo.

Este texto que tienes en tus manos busca llenar un vacío existente pese a la gran cantidad de libros dedicados al cáncer: el de una obra elaborada desde la Medicina y la Biología que te explique qué es el cáncer, sus causas, sus mecanismos, sus tratamientos y sus tipos de una forma sencilla y clara, pero conservando el rigor científico.

También quiere ser una fuente de esperanza, ya que pretende reflejar cómo los avances en la investigación de esta enfermedad han permitido pasar de una mortalidad superior a un 90 % a una supervivencia cercana en la actualidad a dos tercios de los casos. Es, por tanto, y también, una historia de los médicos y científicos que han permitido avanzar tanto en su conocimiento, diagnóstico y tratamiento.

Al mismo tiempo, el libro busca resaltar la necesidad de incrementar las medidas políticas, sociales y de salud pública que nos aseguren un estado del bienestar en el que la prevención del cáncer (por el uso de vacunas, campañas antitabaco, promoción del ejercicio físico, etc.) y su detección precoz (revisión ginecológica, sanidad universal) sean ejes centrales de este.

Por último, quiere poner también el acento en la necesidad de dar el «centro del escenario» al paciente como un elemento que no es pasivo y que puede ser plenamente conocedor de su enfermedad, si así lo desea, y contribuir decididamente no solo a mejorar el pronóstico de su caso, sino a dejar un legado imborrable con su historia y apoyo a la curación definitiva del cáncer.

Adentrémonos en este conocimiento. Hagámonos preguntas y contestémoslas. Yo lo he intentado en las siguientes páginas que deseo y espero que leáis con interés.

PRIMERA PARTE

HABLEMOS DE CÁNCER

¿QUÉ ES EL CÁNCER?

El cáncer es una enfermedad que se origina porque nuestras células no obedecen a los signos de inhibición de su crecimiento, lo que provoca que, en su defecto, adquieran mecanismos que las hacen reproducirse de forma acelerada.

Dejadas las células a su libre albedrío, esta explosión incontrolada de la división celular invade estructuras vecinas y causa daño a otros órganos del cuerpo hasta terminar, lamentablemente, acabando con su huésped. Por eso hemos de tratar el cáncer, porque tristemente no se va a curar solo.

Hoy en día somos capaces de evitar la aparición de muchos tumores, y, por otro lado, los tratamientos de los diversos tipos de cáncer detectados son curativos en un 60 % de los casos, y cada año añadimos un 2 % más a la tasa de curaciones debido a la detección precoz y a que los tratamientos cada vez se vuelven más avanzados y específicos.

¿EXISTE ALGUNA CARACTERÍSTICA COMÚN DE LOS TUMORES DE LOS DISTINTOS TEJIDOS?

Sí. Por poner un ejemplo cercano, así como en las páginas de pasatiempos de los periódicos y revistas existen esos dos dibujos prácticamente iguales y el juego consiste en encontrar «las seis diferencias», en el caso del cáncer el juego sería al revés y podría titularse:

«encuentra las seis semejanzas», ya que la mayoría de los tumores humanos comparten seis características comunes que los definen:

1) PROLIFERACIÓN SIN ESTIMULACIÓN

Una célula sana necesita que se la estimule para crecer.

Imaginemos una puerta cerrada con una cerradura: para que abra, necesita una llave que se introduzca en la cerradura y gire, y solo entonces y de este modo se abrirá la puerta.

Pues bien, la célula tumoral es una puerta con cerradura que no necesita llave: se abre y ya está. Y «abrirse» significa empezar a dividirse para, a partir de una célula, formar dos, y de dos formar cuatro, y de cuatro, ocho, y de ocho, dieciséis... Así hasta crear auténticas masas que pueden llegar a pesar como una naranja.

Esta capacidad de la célula tumoral de proliferar en ausencia de señales de crecimiento se consigue de muchas formas. Un ejemplo: nuestras células tienen en su membrana (la capa que las recubre) un receptor que, cuando se le une un factor determinado (el llamado **ligando**), provoca que la célula empiece a dividirse. La célula tumoral altera el receptor mediante una mutación para que siempre esté dando «señal», como si el ligando estuviera siempre ahí, un poco como la sensación de sentir un miembro amputado cuando ya no existe, solo que este miembro crece, y crece, y crece...

2) DESOBEDIENCIA

Una célula normal es obediente, y cuando le llega una señal externa de que debe dejar de dividirse sigue las instrucciones. Existen muchos factores de diferenciación celular que contribuyen a mantener a nuestros tejidos en el camino correcto.

La célula tumoral los ignora: se pone las manos en los oídos, como aquella imagen de los monos que no oyen, ni ven ni hablan, y no escucha ni percibe las señales de inhibición celular. Se ha vuelto independiente respecto a las sustancias que deberían frenar su crecimiento.

Uno de los mecanismos que usan las células tumorales para conseguir este objetivo es «esconder» los receptores de la membrana celular que deberían mediar la respuesta inhibidora. Es decir, se ponen unos tapones en los oídos y continúan con su proliferación desenfrenada.

3) INMORTALIDAD

Pero pueden existir más células «malas», no porque se produzcan más, sino porque, simplemente, no se mueren.

Vayamos con otro ejemplo: imaginemos una sociedad donde la natalidad se mantiene o es baja pero nunca muere nadie, al final tendríamos el mismo problema que con las células: una catástrofe de superpoblación.

Los seres vivos se definen, en parte, porque mueren. Y la muerte está presente continuamente en nuestro cuerpo: de forma constante van muriendo células viejas o defectuosas en nuestro cuerpo para que puedan ocupar su sitio células jóvenes más eficaces y vitales. Entre los tejidos que más experimentan estos recambios figura nuestra piel, nuestro aparato digestivo y nuestra sangre. Esta muerte fisiológica y necesaria de nuestras células se llama **muerte celular programada** o **apoptosis**, y se trata de un mecanismo que está altamente regulado.

Pues bien, la célula tumoral se lo salta a la torera, no muere. Es capaz de desarrollar estrategias para evadir esta muerte fisiológica de las células. De hecho, buena parte de las células tumorales de una persona en las condiciones adecuadas de temperatura ($37°$ C), oxígeno y alimentación se convierten en inmortales y siguen viviendo en el laboratorio incluso décadas después de la muerte del paciente. Ello nos permite estudiarlas en detalle, aunque sea una verdadera paradoja que mantengamos a este asesino vivo en nuestras salas de cultivo.

4) ETERNA JUVENTUD

Nuestras células se asemejan en muchos aspectos a un reloj de cuerda: sus agujas van girando cada segundo, cada minuto, cada hora, unas proteínas se producen y otras se degradan y nuestro material genético se duplica para dar una copia del genoma a cada célula hija. Pero un día el reloj se para, se le ha acabado la cuerda.

Nuestras células, aunque tienen cuerda para rato en comparación a las de otros seres vivos como la mosca o la mariposa, también acaban deteniéndose. En la actualidad estimamos que la «cuerda» de nuestras células dura como máximo ciento veinticinco años, puesto que no existe registro comprobado de nadie que en la historia de la humanidad haya sobrepasado dicho tiempo (el récord verificado actualmente está en ciento veintidós años y ciento sesenta y cuatro días por la francesa Jeanne Calment), lo que no está nada mal.

¿Por qué mueren nuestras células?

Debido a un motivo puramente físico que tiene relación con nuestros cromosomas, esto es, las macroestructuras que reflejan nuestro material genético: **cada vez que una célula se divide se van acortando sus extremos (telómeros)**, de modo que la medida de estos puede darnos una idea de cuán envejecida está una persona.

Pues bien, las células tumorales también ignoran este «contador» molecular.

¿Y cómo lo hacen?

Las células cancerosas activan una proteína con una actividad específica («enzima») que impide que las puntas de los cromosomas se acorten. De esta manera, estas células se mantienen siempre jóvenes.

Como puede imaginarse, el estudio de las enzimas es un área de interés no solo en oncología, sino también en medicina estética.

5) DESORGANIZACIÓN

Igual que a la mayoría de los humanos nos gusta estar en grupos de tamaño medio, ni solos ni en grandes multitudes, lo mismo les ocurre a las células sanas: en un tejido del colon, del hígado, del páncreas..., las células que hacen una función común se «tocan» espalda contra espalda para hacer su trabajo. Y no solo se apoyan entre sí de esta manera, sino que también sus «manos» se entrelazan, todo muy romántico.

Esto sucede porque las células presentan en la capa que las contiene moléculas que se complementan con las de sus vecinas. De igual manera a los juegos de construcción de los niños, en los que una pieza hace de «puente» para juntar dos paredes, estos anclajes moleculares permiten a los órganos funcionar de forma correcta para trabajar coordinadamente.

En el caso del cáncer, esta armonía de «todos a una» se rompe y las células tumorales cortan o dejan de producir estas ligaduras intercelulares, de manera que **las células cancerosas empiezan a invadir localmente zonas vecinas** para acabar, finalmente, dando un salto —como si de un trampolín se tratara— al torrente sanguíneo o linfático. Es entonces cuando se originan esas colonias tumorales a distancia del sitio que las vio nacer que llamamos **metástasis**. Y esto es, como ya sabemos, especialmente peligroso.

6) PARASITISMO

Las células sanas tienen unas necesidades de alimento, energía y eliminación de detritus que impiden actitudes excesivamente expansivas y «booms» de reproducción: una célula precisa para crecer de un vaso sanguíneo cerca desde donde le lleguen los nutrientes y, si no lo encuentra, la célula muere.

De igual forma, una célula necesita un «lavabo» cerca. Una fuente donde eliminar todos sus productos tóxicos sería como echarlos a la linfa y a los misteriosos conductos linfáticos, pero es que además el tejido fisiológico tiene unos requerimientos dietéticos bastante finos y necesita un aporte equilibrado de nutrientes para hacer su función normal.

La célula tumoral, en cambio, se lo monta ella sola: se construye su cocina y su lavabo y come lo que le echen.

Las células cancerosas son, en ese sentido, capaces de atraer hacia ellas, como un imán, vasos sanguíneos especiales para que las alimenten (neoangiogénesis) como si fueran vampiros, y de la misma manera captan tuberías linfáticas especiales (vasos neolinfáticos) para eliminar sustancias que pudieran frenar su crecimiento. Asimismo, pueden cambiar su metabolismo y modificar su menú para pasar de obtener energía de una forma reposada (ciclo de Krebs) al *fast food* (glicólisis anaerobia), porque **las células tumorales necesitan energía rápida** aunque sea de mala calidad, ya que no dejan de crecer. Son, en definitiva, inmortales, tienen su cronómetro parado y parasitan tierras extrañas.

CONCLUSIÓN

Estas seis propiedades definen a las células tumorales con todas sus lógicas excepciones y peculiaridades, y así como el cáncer se aprovecha de ellas para intentar robarnos la vida, también constituyen las bases que permiten al tumor su supervivencia. Depende de ellas. Por tanto, las distintas terapias para frenar el cáncer irán encaminadas a atacar y reparar los cambios y comportamientos descritos. **Sus fortalezas serán también sus debilidades.**

¿DESDE CUÁNDO HA EXISTIDO EL CÁNCER?

Es legítimo que nos preguntemos si el cáncer es una enfermedad contemporánea y de los tiempos modernos, o que tal vez se haya visto incrementada en nuestros días debido al ajetreo y el estrés, a toda la contaminación que va aumentando, con los tubos de escapes de los coches, con el agujero de ozono, con el calentamiento global, con los móviles, con las antenas de telefonía... Pero lo cierto es que **el cáncer siempre ha estado con nosotros**. Desde el inicio.

¿EXISTE EL CÁNCER EN LOS ANIMALES?

De hecho, el cáncer no es patrimonio exclusivo de los humanos, y por ello buena parte de los organismos pluricelulares (formados por más de una célula) pueden tener cáncer o un trastorno que se le asemeje. Por ejemplo, **las plantas pueden tener tumores** que suelen estar causados por virus y se deben, al igual que ocurre en un tumor humano, a células que proliferan sin control.

También otros animales, además de nosotros, pueden tener cáncer, desde una serpiente a un elefante, desde un canguro a un oso, desde nuestro precioso gatito a nuestro fiel perro. No se salva ni el tiburón. Lo que suele suceder es que los animales en libertad en su medio salvaje suelen morir a causa de sus depredadores, entre ellos el hombre, antes de que haya tiempo suficiente para que el cáncer se desarrolle en sus cuerpos. En cambio, tanto nuestros animales domésticos como los de los zoológicos viven muchos más años y, en este mayor periodo de vida, tienen tiempo para desarrollar una tumoración, y hasta ocurre en muchas ocasiones que nuestros animales de compañía acaban desarrollando los tumores de sus «amos», e incluso se ha llegado a hallar cáncer de pulmón en aquellas mascotas que tienen dueños con el hábito tabáquico al ser fumadores pasivos.

¿EXISTE ALGÚN ANIMAL RESISTENTE AL CÁNCER?

Es interesante conocer que, al parecer, sí existen algunos animales más resistentes que otros a desarrollar cáncer. El caso más conocido es el de las ratas topo peladas, que viven en el subsuelo casi ciegas y poseen un genoma altamente resistente diseñado para enfrentarse a un ambiente tan inhóspito.

Otro caso interesante de cáncer animal de reciente interés es el detectado en el diablo de Tasmania, un pequeño marsupial que habita en esta isla al sur del continente australiano y popularizado por un dibujo animado de la Warner Bros. al que bautizaron como *Taz*. Resulta que dicho marsupial está en peligro de extinción porque se trata de un mamífero muy violento, hasta el punto de que los individuos de una manada se atacan entre ellos mordiéndose en el rostro, y de este modo, a mordiscos, se transmiten entre ellos un cáncer muy agresivo que les ocasiona unos tumores faciales que les conllevan la muerte, por lo que su población se ha diezmado en un 80 %. Vamos, que la infección zombi por esas tierras ya ha empezado.

¿ES CIERTO QUE AHORA HAY
«MUCHO MÁS CÁNCER QUE ANTES»?

Si volvemos a los humanos, la impresión general es que ahora hay «mucho más cáncer que antes», o eso suele decirse. Una afirmación que se puede analizar de muchas maneras:

AHORA SE DIAGNOSTICA MUCHO MÁS CÁNCER
QUE HACE UNAS DÉCADAS

Hasta hace poco la palabra *cáncer* era tabú y se usaban términos para referirse a ella que la calificaban como una enfermedad fea y penosa. Lamentablemente, es algo que hoy en día sigue sucediendo, pues los medios de comunicación continúan usando frecuentemente expresiones del tipo «una larga enfermedad», cuando lo cierto es que el Alzheimer, por poner un ejemplo, también es una larga enfermedad.

Por suerte, en la actualidad cada vez se habla más directamente de cáncer, y en buena medida ello se debe a que algunas personalidades y famosos de la prensa han tenido la valentía de contar públicamente que tenían un determinado tipo de cáncer, lo cual es bueno, por una parte, porque contribuye a normalizar dentro de lo que cabe esta enfermedad, pero, por otra, al darle más visibilidad, crea la sensación subjetiva de que se producen más casos que antes.

Pero es que esto, además, es cierto: verdaderamente **hay más diagnósticos de cáncer hoy en día porque vivimos mucho más tiempo,** y es frecuente que, por ejemplo, en el sur de Europa, se alcancen edades medias superiores a los ochenta y cinco años entre la población.

Pues bien, como nuestra esperanza de vida se ha alargado, de la misma manera hay más probabilidades de que se produzcan errores en las maquinarias que controlan las funciones celulares.

Dicho de un modo coloquial: tanto va el cántaro a la fuente que al final se rompe, pero asimismo hemos de ser conscientes de que si el cáncer está más presente en nuestra sociedad es porque existen entre nosotros millones y millones de supervivientes de esta enfermedad, que constituyen una población de personas que no existía hace unas pocas décadas.

Antes, si tenías un cáncer te morías en un año y en paz. Ahora existen casos de tumores en los que la curación es completa y el tumor solo es un mal recuerdo o una cicatriz de treinta años atrás.

OTRO ASPECTO QUE HA CAMBIADO CON EL TIEMPO: EL ESPECTRO DE LA TUMORACIÓN

Con el espectro de la tumoración, nos referimos a la frecuencia relativa de unos tipos de cánceres respecto a otros, así como su impacto en la mortalidad.

Un ejemplo: el **cáncer de pulmón** no existía en Europa hasta que empezó a importarse el tabaco de las Américas, y la mujer no enfermaba de cáncer de pulmón hasta que la liberación femenina condujo a que también fumaran, al igual que hacían los hombres. Este último tipo de cáncer de pulmón comenzó a producirse en Estados Unidos en 1945, al finalizar la Segunda Guerra Mundial, y en España en 1976, con la llegada de la democracia, constituyendo, tal vez, la única consecuencia negativa de esta.

En un ejemplo contrario, hay también tumores que experimentaron un pico de afectados que luego fueron desapareciendo, como es el caso del **mesotelioma**, esto es, el tumor de la membrana que recubre los pulmones, y que se considera una «enfermedad profesional» porque está directamente relacionado con el uso de asbesto (amianto) en la construcción y ciertos trajes especiales ignífugos, de manera que cuando dejó de usarse este material empezó a decrecer este tumor.

Otro ejemplo más: en el oeste de China se experimentó un pico de **cáncer de hígado** hace unos años. La causa era una toxina de una seta que causaba una mutación específica en un protector inactivándolo. En cuanto se detectó, se dejó de consumir esa seta, y desapareció este tipo de tumor.

Pero, claro, este tipo de medidas no siempre son fáciles de tomar: ¡a ver quién es el valiente que se atreve a cambiar las conductas humanas!

Un último caso interesante es el del **cáncer de cuello uterino** (**cáncer de cérvix**), que fue el gran asesino de mujeres jóvenes durante muchas décadas. Pues bien, hoy en día el cribaje ginecológico hace que se detecte de forma precoz, con lo cual se pueden extirpar las pocas células malignas que haya antes de que sus efectos sean devastadores, con la consiguiente curación de las pacientes.

De la misma manera, con un poco de suerte la vacunación contra el **virus del papiloma**, causante del cáncer de cuello uterino, conducirá eventualmente en un futuro no muy lejano hasta su total extinción.

LA VISIBILIDAD DEL CÁNCER

En los hombres la elevada frecuencia de cáncer de próstata se asocia a la edad avanzada, y en realidad se dice que, si hiciéramos una autopsia a todo hombre mayor de noventa años, encontraríamos un cáncer de próstata, pero lo que ocurre, simplemente, es que su «huésped» ha muerto por otra enfermedad. ¿Por qué vemos entonces más cáncer?

En resumen, por muchos motivos, pero principalmente porque la población en los países occidentales ha envejecido y es una población de supervivientes a las enfermedades infecciosas, desnutrición y muertes violentas que lamentablemente siguen asolando otras regiones de nuestro planeta.

De hecho, si hablamos en términos de la historia humana, podemos contemplar en preciosos cuadros de pintores clásicos cirujanos practicando extirpaciones de tumores en los siglos XVIII y XIX e, incluso si nos adentramos en la Edad Media, podemos ver en algunas de estas obras de arte deformidades en senos de mujeres correspondientes a tumores de mama, o en el cuello de algunos hombres ulceraciones que reflejan la existencia de cáncer de esas zonas, así como también podemos comprobar cómo practicaban sangrías para extraer la «mala sangre» que según ellos los causaban.

Y, si vamos más allá y seguimos retrocediendo en esta máquina del tiempo hasta llegar al poderoso Egipto de los faraones, veremos también que en algunas momias se pueden apreciar tumoraciones que quizá fueron la causa de la muerte de esas personas.

Los tumores humanos, en conclusión, al igual que si fueran carne comestible, no pueden conservarse mucho tiempo, por eso el paso de centenares de años va borrando sus huellas en el pasado; sin embargo, si empujamos a fondo la palanca de la máquina del tiempo y nos vamos a un pasado aún más remoto hasta examinar los restos presentes en alguna cueva, encontraremos sorpresas. Como unas muescas en un hueso que no son restos de mordeduras de fieras o vestigios de canibalismo, sino los agujeros dejados por las metástasis óseas en el esqueleto de uno de aquellos cavernícolas. El cáncer ha estado con nosotros desde el inicio de los tiempos, es más, desde que nos sentamos alrededor de aquella primera hoguera.

¿CUÁLES SON LOS GENES
DEL CÁNCER?

El cáncer es una enfermedad genética, lo que no significa que sea una enfermedad hereditaria, algo que solo es en un 10 % de casos. Es decir, se trata de una patología de los genes por la que centenares de estos se encuentran alterados de una forma u otra en un tumor.

¿CÓMO SE DIFERENCIAN LOS GENES DEL CÁNCER?

Recordemos que los genes son la unidad de trabajo de nuestro ADN y, de forma simplificada, podemos decir que en los 6.000 millones de piezas (nucleótidos) que forman nuestro material genético los genes clásicos son aproximadamente 30.000. Pues bien, estos **genes clásicos** producen la molécula llamada ARN mensajero, del que nacen las proteínas.

Existen otro tipo de genes que no producen (codifican) proteínas (originan ARN no codificante), pero a estos **genes novedosos**, y para no liarnos más, los dejaremos un poco de lado.

¿TIENE EL CÁNCER SU ORIGEN EN UN VIRUS?

Volviendo a los «genes de toda la vida», en los primeros estudios de biología molecular del cáncer (finales de los años setenta, inicios de los ochenta) se creía que todo el cáncer era debido a virus que tenían genes promotores del crecimiento tumoral que, cuando nos infectaban, desencadenaban el tumor. En Estados Unidos se gastaron millones de dólares en su investigación y se construyeron megacentros con laboratorios inmensos para estudiar la virología tumoral. Hoy, sin embargo, sabemos que los virus son responsables de aproximadamente un 20 % de los tumores humanos, y lo que hacen es «secuestrar» a nuestros genes para inducir tumores. Es decir, **los genes del cáncer no son exógenos, son simplemente nuestros genes que funcionan mal.**

¿QUÉ HACE FUNCIONAR MAL A NUESTROS GENES?

De forma sencilla, los genes del cáncer se pueden dividir en dos categorías: **genes promotores del cáncer (oncogenes)** y **genes inhibidores del cáncer** (genes supresores de tumores, también llamados **antioncogenes**). Las células tumorales seleccionan activar a los primeros e inactivar a los segundos para progresar en el tortuoso camino de la carcinogénesis.

La forma en que se consigue hiperexcitar a los oncogenes y bloquear los antioncogenes es diversa.

CAMBIOS GENÉTICOS Y DE LOS CROMOSOMAS

En primer lugar, tenemos los cambios genéticos y de los cromosomas, como ya hemos dicho: cada gen tiene una secuencia de cuatro letras que lo define. Imaginémonos: —ACTGATTCGACTAG—, pues bien, una forma de cargarse la actividad de un gen supresor tumoral es que pierda una letra: —ACTGATTCGACTG—. Se ha perdido la última «A» y eso provoca una proteína deficiente sin actividad antitumoral. Este mecanismo de alteración se denomina **deleción**.

Ahora bien, puede ser que se produzca el cambio de una letra: —AGTGATTCGACTG—, donde en lo que era una C en la segunda posición ahora tenemos una G. Esta modificación producirá una proteína ligeramente diferente: o más activa (en el caso de los oncogenes) o más inactiva (en el caso de los antioncogenes). El mecanismo descrito se llama **mutación puntual**.

Pero también puede suceder que, en vez de tener las dos copias normales de la secuencia (una que viene de nuestra madre y otra de nuestro padre), tengamos ocho, doce o treinta copias de esta: es el **mecanismo de amplificación génica** que usan algunos oncogenes para activarse.

Otra cosa que puede ocurrir es que nuestra secuencia se una a la secuencia de otro cromosoma: el fenómeno se llama **translocación**, y origina las llamadas proteínas de fusión. En este supuesto veríamos algo así: —AGTGAT-GTCAAATTG—, donde solo queda la mitad de nuestra secuencia favorita y el resto es un pegote que viene de otro gen. Este fenómeno suele tener lugar en leucemias, linfomas y tumores de los músculos y de los huesos.

Finalmente, puede suceder que un gen supresor tumoral deje de actuar porque se quede «mudo»: de este aspecto se encargan las alteraciones epigenéticas, marcas químicas que bloquean la expresión de un antioncogén como si fuera una señal de tráfico. En nuestra secuencia fetiche sería algo así: —STOP-AGTGATTCGACTG—. Esta marca química alterada se denomina **metilación del ADN**.

LAS FUNCIONES QUE REALIZAN LOS GENES DEL CÁNCER

Hablando de las funciones celulares de los genes del cáncer, estos realizan funciones muy diversas:

- Existen oncogenes como los receptores de la membrana celular HER2 (amplificado en cáncer de mama) o EGFR (mutado en cáncer de pulmón) que **inducen el crecimiento desaforado de las células**. Estos receptores, así como otras proteínas oncogénicas situadas en el líquido que se haya entre la membrana y el núcleo de las células (citosol), suelen tener una actividad específica enzimática denominada tirosina quinasa, es decir, añaden un grupo fosfato al aminoácido tirosina de las proteínas. Esta actividad será también su flaqueza cuando luego expliquemos cómo la explotamos en terapia antitumoral usando inhibidores de tirosina quinasa.

- Otros oncogenes intracelulares importantes son K-ras (el oncogén más frecuentemente mutado en cáncer humano) y BRAF (con un papel esencial en el melanoma), que también se encargan de **desencadenar una cascada de señales** químicas que inducen la proliferación celular como si de fichas de dominó cayendo una detrás de la otra se tratara.

Entre los genes supresores tumorales también tenemos una gran diversidad de actividades que se van al garete en el cáncer: el antioncogén $p16$ deja de bloquear el ciclo celular e impide la reproducción continua de una célula, los genes reparadores del ADN llamados MLH1 y BRCA1 son silenciados y nuestro ADN empieza a acumular mutaciones... Un panorama desolador.

El gen supresor tumoral más frecuentemente mutado en cáncer humano se llama $p53$, y está pluriempleado: su pérdida provoca que la célula no muera cuando le tocaría y que no repare correctamente su material genético, con lo que en cada división tenemos una célula más fea y que va acumulando aberraciones diversas.

Las alteraciones de los genes mencionados pueden darse en muchos tipos de tumor distinto, pero algunas son muy específicas. Por ejemplo, la amplificación del oncogén N-MYC suele darse en el tumor pediátrico denominado neuroblastoma, mientras que un gen oncogénico parecido llamado C-MYC suele estar alterado en un amplio abanico de tumores.

Los genes supresores tumorales VHL (von Hippel-Lindau) o WT1 (Wilms tumor 1) se encuentran casi exclusivamente alterados en subtipos específicos de cáncer de riñón, mientras que otro antioncogén llamado $p15$ solo está defectuoso en determinadas leucemias.

Y luego hay también diferencias de frecuencia, el mencionado oncogén K-ras está mutado en un 25 % de tumores de pulmón, pero en cambio en un 90 % de los casos de cáncer pancreático.

Es decir, cada tipo de tumor (colon, mama, hígado, pulmón, páncreas, leucemia, ovario, cerebro...) tendrá un tronco común de genes del cáncer compartido entre sí, pero genes alterados de forma específica en función de su célula de origen. Por eso a veces oímos que el cáncer no es una enfermedad, sino ciento veinte tipos distintos de enfermedad, que es un modo de reflejar el número de tipos celulares distintos en el cuerpo humano.

Pero no nos dejemos abrumar por la complejidad y veámosla como una oportunidad para conocer cómo funcionan estos genes y cómo podemos desarrollar terapias específicas contra estos que no dañen a las células sanas.

¿CUÁL ES MI PROBABILIDAD DE TENER CÁNCER?

Empecemos con una respuesta sencilla, pero no por eso menos cierta: si eres un hombre la posibilidad de que desarrolles un cáncer en tu tiempo de vida es de 1 entre 3 (es decir, un 33 %), mientras que si eres una mujer es de 1 entre 4 (un 25 %).

Lo políticamente correcto no existe en cuanto a la incidencia de tumor según el género. Se cree que el riesgo de cáncer es mayor entre los hombres debido a que poseen unos mayores hábitos tóxicos, como un mayor consumo de tabaco y alcohol. Pero si eres mujer no te descuides, la imitación de algunas de estas conductas nocivas, antes propias del sexo masculino, están incrementado el riesgo de tener cáncer entre las mujeres.

SUSTANCIAS QUE INCREMENTAN NUESTROS RIESGOS DE TENER CÁNCER

EL TABACO
La probabilidad de ganar un sorteo, una rifa o una lotería depende de cuántos números o boletos compres. A mayor cantidad, más probable que te lleves el indeseable, en este caso, premio gordo. Por ejemplo, el tabaco: solo un 10 % del cáncer de pulmón aparece entre no fumadores. Eso no significa que el 90 % de los fuma-

dores vayan a desarrollar cáncer de pulmón, pero ciertamente sus probabilidades son mucho mayores. Y para el hábito tabáquico quien dice cáncer de pulmón también puede decir cáncer de cabeza y cuello (lengua, garganta, labios) y también de vejiga.

Me preguntaréis cómo un órgano corporal tan alejado del consumo de los cigarrillos se puede ver afectado, y la respuesta es clara: buena parte de los carcinógenos del tabaco se eliminan por la orina, y a su paso por la vejiga la van «arañando» molecularmente, provocando cambios en su material genético.

Pero además tenemos el asunto de la dosis del agente protumoral. El fumador empedernido tiene más riesgo que el fumador ocasional, aunque este último suele ser una *rara avis* siempre tentado a convertirse en el primero. Y claro, si usted es el fumador pasivo del humo de su pareja, familiares, amigos o compañeros, pues su riesgo de desarrollar los mencionados tumores también se incrementa. Fumar también provoca otros graves problemas respiratorios, como la enfermedad obstructiva crónica (EPOC), el enfisema y la fibrosis pulmonar. Y mejor que pare aquí.

EL ALCOHOL

El consumo excesivo de alcohol también se asocia a la aparición de cáncer en humanos, siendo el caso más evidente el cáncer de hígado, aunque también se ha relacionado con el de cabeza y cuello, esófago y estómago.

Nuestro pobre hígado se encarga de detoxificar las sustancias dañinas, y así lo hace hasta que estas lo superan en número, como sucede en el alcoholismo con la aparición de hepatitis y tumor hepático.

Nos podemos intentar excusar muy ligeramente y justificar la ingesta de vino alegando que un consumo moderado de esta bebida podría ser cardioprotector, pero tampoco nos pasemos y valoremos el riesgo de otras diversas patologías, incluyendo importantes cambios en nuestra conducta.

EL SOL

Y, continuando con nuestra lista, claro está que si evitamos la radiación excesiva también reduciremos los tumores de la piel, como el carcinoma y el melanoma (el de las pecas).

Ya sabemos que las radiaciones solares continuas y en las horas centrales del día son las más peligrosas por su capacidad de dañar nuestro ADN, además de envejecer nuestra piel. Por eso los protectores solares son necesarios, pero también lo es además limitar el tiempo de exposición, principalmente en las horas centrales de sol, lo que es especialmente necesario en las personas de piel muy blanca, que son excesivamente fotosensibles.

RADIACIÓN

Existe una radiación ionizante aún más intensa, la derivada de las exploraciones complementarias que nos pide el médico, como las radiografías clásicas (como la placa de tórax) o la tomografía axial computarizada (TAC), por ello, debemos hacernos solo las necesarias según el estricto criterio médico y no querer sobrediagnosticarnos. Vigilar que no recibamos más radiaciones de las imprescindibles en nuestra visita al dentista también es esencial.

CONTAMINACIÓN

La probabilidad de tener cáncer o qué tipo de cáncer también depende de dónde vivamos. Por ejemplo, las personas que viven en hogares o barrios cercanos a minas, fábricas industriales que generan residuos o grandes arterias de circulación de coches con su exposición a metales pesados pueden presentar un riesgo mayor de tumorogénesis.

No hace falta ahondar en este tema, pero aun así no me resisto a recordar cómo, cuando estudiaba la carrera, me impresionó ver en la sala de disección humana la diferencia entre los pulmones de un señor de un pueblo perdido en las montañas y otro de en medio de la gran metrópoli: los pulmones del primero eran rosaditos y, en cambio, los del segundo estaban tiznados de negro. De ahí la necesidad de seguir apostando por el transporte público en vez de por el privado, así como de usar combustibles poco contaminantes (¡adiós, diésel!) y de implantar plenamente el reciclaje a nivel industrial, pero también doméstico.

LA ALIMENTACIÓN

¿La probabilidad de sufrir un cáncer varía según la alimentación? Pues este es un tema altamente discutido y sobre el cual todo el mundo opina con mayor o menor acierto, como si hablar de comer nos abriera el apetito.

En todo caso, seré breve y conservador en este sentido: una alimentación equilibrada con nutrientes de distintas fuentes es lo que se espera de nosotros, los *Homo sapiens*. No hemos de fiarlo todo a un producto y evitar completamente otro. Una buena base de frutas y verduras parece ser el cimiento de un menor riesgo de cáncer, mientras que, en la punta de la pirámide, donde el consumo tiene que ser más restringido, pondríamos las carnes altamente procesadas, los azúcares sintéticos, las grasas saturadas animales y la bollería industrial.

Respetar esta pirámide seguramente también nos protegerá de otras enfermedades muy prevalentes en nuestra sociedad como la diabetes de tipo II (también conocida como diabetes del adulto, que suele asociarse al sobrepeso y al sedentarismo).

SEDENTARISMO

Ya puestos, estos dos últimos puntos me sirven para recordar que la obesidad también se asocia a un cierto riesgo mayor de desarrollar tumores y que, por tanto, el ejercicio físico moderado parece conferir cierto grado de protección antitumoral.

FALTA DE SUEÑO

Romper el equilibrio noche-día, cambiando nuestros patrones de vigilia y sueño, como sucede en ciertas profesiones, también se asocia a diversos problemas de salud, entre ellos el cáncer.

VACUNAS

Y, finalmente, las vacunaciones contra el virus del papiloma y la hepatitis B harán bajar radicalmente su riesgo de contraer un tumor de cérvix, de vulva, de ano, de pene, y de cabeza y cuello.

¿EXISTE EL «RIESGO CERO» EN EL CÁNCER?

Vamos a ver, entonces, si no fumo, no bebo, hago ejercicio moderado, como un poco de todo, estoy correctamente vacunado y duermo mis ocho horas durante la noche, ¿mi riesgo de cáncer es cero? Lamentablemente no, pero sí es mucho menor.

Aún existen muchos factores que desconocemos. Por ejemplo, en el cáncer infantil no suelen existir los factores pro cáncer mencionados, y hay tumores como el de cerebro (glioma) o el de páncreas en los que no está claro si existe un factor externo y cuál es el que los promueve.

Y existe también **un 10 % de tumores en la población que son hereditarios** y en los que, si un progenitor te ha pasado el gen defectuoso, tu riesgo de tener cáncer es de un 60 % a un 80 %.

Por último, cabe señalar que un error en nuestra maquinaria celular se puede producir en cualquier momento. Y, como vivimos más tiempo, más probable es el cáncer con un pico de incidencia hacia los sesenta y dos años de edad.

Por tanto, siempre puede haber un fuego que destruya el bosque de nuestro cuerpo, ¡pero no hace falta que le echemos gasolina con nuestros hábitos tóxicos!

¿EXISTEN VACUNAS CONTRA EL CÁNCER?

He introducido este tema brevemente en una respuesta anterior, pero creo que se merece una explicación más detallada. Las vacunas han sido una de las grandes aportaciones de la Medicina al progreso de la humanidad, al mismo nivel que las medidas higiénicas o el desarrollo de los antibióticos. Antes de nosotros, en tiempos felizmente pasados, existieron muchas generaciones de personas que murieron a temprana edad por infecciones que hubieran sido muy fácilmente evitables si en ese periodo de la historia hubiera existido una vacuna.

En este contexto, entendemos el concepto clásico de vacuna (término derivado de *vaca*, el rumiante en el cual se produjeron las primeras sustancias de este tipo) como la inoculación de un microorganismo inerte o de parte de este (por ejemplo, una proteína) que desencadena en nuestro organismo una respuesta defensiva que nos vuelve inmunes a la infección que podría provocar ese «bicho».

¿POR QUÉ SON TAN NECESARIAS LAS VACUNAS Y CUÁLES SON LAS MÁS COMUNES?

Ahora que hemos visto su definición, es fácil comprender hasta qué punto es necesario seguir el calendario vacunal establecido en los países desarrollados, y es que al hacerlo evitamos una elevada morbilidad y mortalidad entre la población infantil que también podría extenderse a las personas mayores.

Las principales vacunas, las que se utilizan más frecuentemente, son las que **tienen como objetivo luchar contra virus** como los del sarampión o la rubeola, pero en el futuro esperamos tener vacunas efectivas contra nuevos virus como el VIH, causante del síndrome de inmunodeficiencia adquirida (sida). Ojalá lleguen pronto.

¿QUÉ RELACIÓN TIENEN LAS VACUNAS CON EL CÁNCER?

En la órbita del cáncer, ¿de qué estamos hablando cuando nos referimos a las vacunas?

Las vacunas anticáncer serían aquellas dirigidas contra microorganismos, principalmente virus, asociados al desarrollo del cáncer.

• Pongamos como ejemplo un caso típico, el **virus de la hepatitis B.** Se trata de un virus transmisible por tres vías: una sería el contacto sexual, la otra sería que durante el embarazo la madre se lo transmitiera al niño y, en tercer lugar, por recibir sangre contaminada de alguien ya infectado (como ocurre a los adictos a drogas inyectables que comparten jeringa o en el caso de transfusiones sanguíneas con fluidos incorrectamente analizados).

Pues bien, el virus de la hepatitis B ataca principalmente al hígado provocando su inflamación (hepatitis), la muerte de sus células (cirrosis) o su transformación celular en un cáncer (hepatocarcinoma). Por todo esto, lógicamente, la vacunación contra la hepatitis B es un factor clave para evitar la aparición del cáncer de hígado, pero todavía existen amplias áreas geográficas del mundo que no reciben ni practican la vacunación, y hemos de recordar también que el cáncer de hígado además tiene otras causas como el alcoholismo, la inflamación crónica, la formación de grasa en el mismo (esteatosis) o determinados tóxicos (por ejemplo, las aflatoxinas).

• Un segundo ejemplo de más reciente introducción es la vacuna contra el **virus del papiloma humano (VPH)**. En realidad, se trata de una familia de virus muy semejantes entre sí denominados con distintos números tipo VPH-16, VPH-18, etc., que se asocian de forma contrastada con el origen y progresión del cáncer de cuello uterino (cérvix). Este es un virus de transmisión esencialmente sexual durante el coito y es extraordinariamente frecuente. Muchas mujeres sufren la infección, pero su sistema inmune lo solventa sin que aparezca el cáncer; sin embargo, en otras avanzará sin remedio causando su muerte. Eva Perón, la mujer del notorio presidente argentino Juan Perón, y en la que se basó el musical *Evita*, que incluye la archiconocida canción «No llores por mí Argentina», falleció por causa de un cáncer de cérvix, un tumor que fue durante mucho tiempo el mayor asesino de mujeres jóvenes en el mundo mediterráneo.

¿Cómo se ha frenado este tipo de cáncer?

Gracias a la introducción de la revisión ginecológica anual (con la «prueba de Papanicolau»), que ha permitido no solo detectar el cáncer en fases precoces y extirparlo, sino también diagnosticar las lesiones premalignas y así asegurarnos mejor que la paciente está curada.

Pero ¿y si pudiéramos evitar que apareciera el tumor?

De esta idea surge la vacunación contra el **virus del papiloma humano (VPH)**, que se practica a niñas y a mujeres hasta los veintiséis años de edad (siempre antes de que estas no hayan mantenido su primera relación sexual).

Por otro lado, el virus del papiloma humano está asociado además a otros tumores como el cáncer de vulva y el de cabeza y cuello, por ejemplo, en boca y garganta (estos últimos tienen relación con el sexo oral). También se asocia al tumor anal, con lo que si sumamos este al cáncer oral y faríngeo la conclusión es que nos debemos preocupar de que los hombres también puedan sufrir cáncer de pene asociado a este agente.

Por tanto, en vista de todo esto, parece lógica la necesidad de ampliar esta vacunación a los niños varones antes de su primera actividad sexual y cuanto antes.

Y es que, si lo pensamos en perspectiva, el uso de estas vacunas en décadas pasadas podría haber evitado la muerte por cáncer anal de la actriz Farrah Fawcett, una de los integrantes de *Los ángeles de Charlie*, y hubiera ahorrado al actor Michael Douglas el calvario médico que sufrió debido al cáncer de cuello, por poner dos ejemplos de personajes conocidos.

• Otro virus asociado al cáncer y cuya vacuna está todavía en desarrollo es el **virus de Epstein-Barr**. Este es un caso muy curioso, ya que la mayoría de los humanos están infectados por el virus (alrededor de un 90 %), pero pocos suelen presentar las enfermedades asociadas al mismo, la más común de las cuales sería la mononucleosis infecciosa, también llamada «enfermedad del beso» porque se transmite cuando las mucosas bucales (las de quien padece el virus y las de quien va a ser contagiado o contagiada) entran en contacto.

El problema es que, en determinadas personas, el virus de Epstein-Barr puede acabar originando tumores, específicamente linfomas (tumores de los ganglios linfáticos) y carcinomas nasofaríngeos (es decir, de la mucosa de la nariz y de la faringe). Estos tumores suelen producirse en individuos inmunodeprimidos (por ejemplo, en pacientes que han recibido el trasplante de un órgano) o asociados a ciertas áreas geográficas, como Oriente Medio y el África subsahariana, aunque las causas de todo esto, así como los mecanismos que transforman un virus más o menos inofensivo en uno dañino, siguen en estudio.

¿PODRÍAN CREARSE VACUNAS ESPECÍFICAS PARA CADA INDIVIDUO?

Finalmente, quisiera añadir que la expresión «vacuna contra el cáncer» está empezando a emplearse en un contexto distinto al de los agentes infecciosos.

Se trataría, en estos novedosos supuestos, de **elaborar vacunas no contra todo un tipo tumoral** (el de cérvix o el de hígado, por ejemplo), **sino vacunas específicas contra el tumor de ese paciente concreto sin importar el tipo de tejido.** Estas han empezado a ser foco de investigación en varios tipos de cáncer, como el de pulmón, cerebro y riñón.

En la actualidad existen distintos modos de acercarse o enfocar estas **vacunas personales anticáncer,** pero lo más usual es partir del tumor ya diagnosticado para obtener de este compuestos celulares a los que, una vez extraídos, aumentamos su poder de desarrollar una respuesta inmune (mostrando, por ejemplo, más antígenos, que podríamos llamar las dianas de los anticuerpos). Tras este proceso volveríamos a inyectar al paciente estos compuestos celulares con el objetivo de que las defensas de este individuo, activadas por nuestra vacuna *customizada*, se lancen como locas contra el tumor.

Ciertamente parece una práctica esperanzadora, pero de momento estas técnicas se encuentran en un estadio preclínico.

6

¿HAY PERSONAS INMUNES AL CÁNCER? ¿QUÉ HACE EL SISTEMA INMUNE CONTRA EL CÁNCER?

Cuando afirmamos que una de cada cuatro personas desarrollará cáncer en algún momento de su vida no estamos diciendo que las otras tres estarán sanas por siempre jamás: una de ellas padecerá una enfermedad cardiovascular (infarto, arterioesclerosis, ictus...); otra una patología neurodegenerativa (Alzheimer u otras demencias), y la cuarta sufrirá muy probablemente algún otro tipo de afección.

Este cuadro que evidentemente es poco alentador no impide sin embargo que la esperanza de vida actual en la Europa mediterránea sobrepase los ochenta y cinco años. Es decir, dicho de otra forma: los humanos nunca hemos vivido más tiempo en nuestra historia sobre este planeta verde y azul que en la actualidad. Somos los humanos más longevos que han existido. No obstante, **el hecho de tener una mayor o menor predisposición a una enfermedad depende de muchos factores,** algunos internos y otros externos.

Ahora bien, si genéticamente nuestra especie parece dotada para llegar hasta los ciento veinticinco años (si queremos ir más allá hemos de modificar nuestros genomas y cromosomas), ¿qué nos lo impide?

Pues, por una parte, nos lo impiden algunos genes heredados de nuestros padres y, por otra, nuestras propias actitudes tóxicas. Estos dos factores combinados rebajan considerablemente nuestra esperanza de vida.

Y, sin embargo, parece haber un pequeño grupo de personas especialmente resistentes a enfermar. Es por esto que dichos individuos han empezado a ser estudiados en los últimos años, si bien la resiliencia a la patología es, a día de hoy, una ciencia todavía en su infancia.

En el caso del cáncer, tomemos como ejemplo el tumor de pulmón: este tipo de cáncer se desarrolla en un 90 % de los casos en fumadores (lo que no es lo mismo, mucho ojo, que decir que el 90 % de los fumadores desarrollan cáncer de pulmón). No obstante, pese a todo, muchos de nosotros conocemos algún caso de fumador empedernido de incontables cigarrillos que nunca ha desarrollado esta patología.

¿Qué hace a este individuo especial? ¿Qué lo convierte en cáncer-resistente?

Las primeras pistas parecen indicar que estas infrecuentes pero afortunadas personas poseen una dotación genética excepcional que provoca una mayor activación de proteínas detoxificadoras y de reparación del ADN; las primeras evitan que el carcinógeno actúe y las segundas subsanan la aparición de mutaciones asociadas al tóxico. Pero, cuidado, incluso el individuo más resiliente, ante una agresión química prolongada, acaba cediendo, así que no nos escudemos en nuestro genoma para seguir con hábitos nocivos para nuestra salud.

NUESTRO GRAN ALIADO: EL SISTEMA INMUNE

Es importante destacar que dentro de nuestro cuerpo se halla un aliado muy importante contra el cáncer: el sistema inmune. Podemos suponer que esta barrera defensiva de nuestro organismo fue evolutivamente seleccionada con el fin de **defender a nuestras células frente a microorganismos como bacterias o virus** que las atacaban.

A día de hoy, el sistema inmune consta de soldados con sus respectivas armas (siento la comparación bélica, pero es la más sencilla de entender).

Los soldados son **células de choque** como:

- Los **macrófagos,** también llamados células asesinas naturales (*nature killer cells*, NKs), que simplemente se «comen» a nuestros enemigos.
- Los **linfocitos T,** que nos recuerdan quiénes son nuestros enemigos y a qué son vulnerables (células de memoria).
- Los **linfocitos B,** que, además de tener memoria, disparan «balas teledirigidas» (anticuerpos) contra los microorganismos invasores.

Pues bien, el cáncer es muchas veces visto por nuestro sistema inmune como un organismo extraño o ajeno a nuestro cuerpo. Esto es debido a que produce unas moléculas (denominadas **neoantígenos**) que nuestras células inmunitarias identifican como impropias de ese tejido, lo que provoca que se lancen a toque de corneta contra este

En realidad, se cree que continuamente (cada año, cada mes, cada semana, cada día y cada hora) se generan en nuestro cuerpo células tumorales. Sin embargo, estas son rápidamente eliminadas por nuestro sistema inmune. Nunca le estaremos lo bastante agradecidos.

El cáncer, en definitiva, solo aparecerá cuando nuestras defensas sean incapaces de detectar esas células transformadas o bien cuando estén demasiado débiles para que su ataque contra el tumor sea efectivo. Es, precisamente por esta razón, por lo que, en la actualidad, esté totalmente reconocido que un sistema inmune deprimido, como el que se induce para que nuestro trasplante no rechace el órgano o en casos de infecciones que alteran los linfocitos T y B, se asocie a un mayor riesgo de desarrollar un cáncer.

Por ejemplo, existen determinados linfomas que emergen en el contexto del paciente trasplantado inmunodeficiente, y el destrozo que el virus VIH del síndrome de inmunodeficiencia adquirida (sida) causa en los linfocitos T se asocia a un determinado tipo de sarcoma (sarcoma de Kaposi).

En resumen, **todo aquello que refuerce nuestro sistema inmune posee un enorme potencial en la prevención de la aparición y progreso de la enfermedad oncológica.**

¿SE PUEDE CONTAGIAR
EL CÁNCER?

La respuesta sencilla y clara es que el cáncer **NO es una enfermedad contagiosa.**

Por esto, no solo podemos estar tranquilamente al lado de los pacientes e interactuar libremente con ellos, sino que debemos hacerlo: representa una ayuda psicológica importante para aquellas personas que lo padecen. Hubo un tiempo en que se creyó que podía haber riesgo de contagio y se discriminó a los pacientes con cáncer, y nada más lejos de la realidad.

Si vemos que en una determinada familia hay tres casos de cáncer, podemos teóricamente pensar que existe un microorganismo que se va transmitiendo de unos a otros, pero lo que verdaderamente ocurre suele ser, o bien un cuadro genético de herencia del cáncer (los estudiaremos más adelante en este libro) o que todos ellos compartan un hábito tóxico, como por ejemplo cuando abuelo, padre e hijo tienen o han tenido cáncer de pulmón: no es que se lo hayan contagiado, es que los tres eran fumadores diarios de un paquete de cigarrillos (y uno para cada uno).

En conclusión, **acompañemos y ayudemos sin temor a los pacientes con cáncer**, que no se nos «pegará» la enfermedad.

TUMORES ASOCIADOS A LA INFECCIÓN POR MICROORGANISMOS

Una cosa muy distinta es el hecho de que existan determinados tipos de tumores, a los cuales ya me he referido páginas atrás al hablar de las infecciones, que están asociados a la infección por microorganismos como los virus. Sería, por ejemplo, el caso del virus del papiloma humano y el cáncer de cuello del útero, cabeza y cuello, vulva, pene y ano; o el cáncer también ya citado de hígado asociado a los virus de la hepatitis C y B.

En estos supuestos la transmisión no se produce por un contacto habitual, sino por interacción entre mucosas y a nivel sanguíneo, en el caso de los virus del papiloma durante los actos sexuales (coito vaginal, sexo oral y penetración anal) y, en caso del cáncer de hígado, a las anteriores circunstancias sumamos el compartir jeringuillas y las transfusiones sin las condiciones biosanitarias adecuadas.

Remarquemos, por otro lado, un concepto muy importante respecto a estos tipos de cáncer: la transmisión ocurre de una persona que no tiene el cáncer a otra que tampoco lo tiene, y el cáncer es una consecuencia posterior.

Aunque es difícil dar porcentajes, estos casos quizá representan el 10 % del cáncer a nivel mundial y, como ya he comentado, **las políticas de vacunación contra estos virus y otros acabarán erradicando estos tipos tumorales.** O esa es, al menos, la esperanza que tenemos muchos doctores e investigadores en la comunidad médica.

¿ES HEREDITARIO EL CÁNCER?

La respuesta más directa es que en uno de cada diez casos existe una fuerte predisposición hereditaria a desarrollar un tipo específico de cáncer. O, visto al revés, **el 90 % de los tumores NO son hereditarios.** A los primeros los denominaremos familiares, mientras que a los segundos los llamaremos esporádicos.

CARACTERÍSTICAS COMUNES A LOS TUMORES HEREDITARIOS O FAMILIARES

Existen una serie de características comunes que encontramos en los cánceres hereditarios o familiares:

- En primer lugar, **se presentan en una edad temprana,** antes de lo que correspondería a ese tipo de tumor (por ejemplo, no es habitual que una persona de veinticinco años de edad enferme de cáncer de colon; si ello sucediera, esto nos haría sospechar que nos encontramos ante un cuadro de cáncer con predisposición familiar).
- En segundo lugar, **cuando existen muchos casos de cáncer de un determinado tipo en parientes de primer grado** (padres, hermanos, hijos). Por ejemplo, una señora diagnosticada con cáncer de mama cuya madre tuvo cáncer de mama y con una hermana también diagnosticada del mismo tumor,

lamentablemente posee bastantes números de tener un síndrome familiar asociado con esta tumoración.

¿CUÁLES SON LAS BASES DE LOS TUMORES HEREDITARIOS?

Los tumores hereditarios se dan cuando uno de nuestros progenitores, nuestro padre o madre, nos ha transmitido un gen «defectuoso», algo que en la mayor parte de los casos es debido a la presencia de una mutación, un cambio en su secuencia genética. Esto quiere decir que, en este caso, todas nuestras células poseen dos copias de cada gen, pues tienen uno bueno y uno malo, pero aun así el tumor no aparecería en el momento del nacimiento, porque para que se desarrolle necesita *perder* el gen bueno (también conocido como «alelo salvaje») y quedarse con el defectuoso, un proceso que suele requerir entre veinte y cuarenta y cinco años, que es la franja de edad en la que aparecen principalmente los tumores hereditarios.

Respecto a la herencia de un gen defectuoso en relación con el cáncer, cabe considerar además otros dos puntos:

1) Los hijos de un padre o madre que posee esa alteración **solo tienen un 25 % de riesgo de heredar el gen dañado** (es decir, que si nuestra madre o nuestro padre posee la mutación, nuestra probabilidad de haber adquirido dicha alteración solo es de una entre cuatro).

2) Los avances científicos y el desarrollo de métodos de selección de embriones en la reproducción asistida permiten hoy en día **seleccionar que el niño que va a nacer no lleve el gen mutado del progenitor,** una buena noticia que convierte a esta persona en un individuo con el mismo riesgo de sufrir cáncer que cualquier otro de la misma sociedad en la que se encuentra.

LOS TUMORES FAMILIARES ESPECÍFICOS

Me gustaría ahora hablar de tumores familiares específicos porque, habitualmente, no se suele heredar un riesgo general a tener cáncer, sino una mayor predisposición a desarrollar un tumor de un tejido específico.

CÁNCER DE MAMA Y OVARIO
Entre estos casos, quizás el ejemplo más conocido es el caso del cáncer de mama y ovario: podemos encontrar familias en las que hay acumulación de tumores de mama en parientes de primer grado en edades relativamente jóvenes (por debajo de cincuenta años), y también con casos en las mismas familias en los que otros miembros están afectados de tumores de los ovarios. Este cuadro suele ser debido a la presencia de mutaciones germinales (es decir, presentes en todas las células del cuerpo y, por tanto, heredables) en los **genes BRCA1 y BRCA2**. Se trataría, por buscar ejemplos conocidos, del caso de la actriz Angelina Jolie o de las mujeres de la familia del expresidente del Gobierno español Adolfo Suárez.

Estos genes, BRCA1 y BRCA2, tienen el cometido de reparar nuestro material genético, pero en estas personas la mutación impide que dichos genes realicen su función, lo que causa lesiones derivadas en oncogenes y genes supresores tumorales.

Hoy en día, cuando se presenta un cuadro clínico de estas características, se realiza un análisis genético detallado de estos genes para determinar si esa persona es portadora de una mutación en estos.

Si la mutación existe y es detectada, el consejo genético (es decir, el análisis que determina si eres portador de una enfermedad y el riesgo de transmitirla a tu descendencia) permite tener hijos que no lleven esa mutación y, también, hacer un diagnóstico precoz en familiares para poder eliminar esos tumores cuando son pequeños. De la misma manera, el diagnóstico precoz permite a la persona que posee esa mutación tomar la decisión de que se le practique una extirpación de las mamas y/o ovarios para reducir drásticamente el riesgo de llegar a padecer el tumor (un 60-80 % a lo largo de su vida). Esta opción radical va acompañada si así se solicita de reconstrucción mamaria y, por supuesto, de aquellos tratamientos necesarios para compensar cualquier sintomatología derivada.

En cuanto a los varones portadores de mutaciones en BRCA1 y BRCA2, parece que ellos tienen un poquito más riesgo de desarrollar cáncer de páncreas y/o próstata.

Por último, se ha producido recientemente un avance importante en el tratamiento de los tumores hereditarios de mama y ovario asociados a mutaciones de BRCA1 y BRCA2 gracias a que se ha aprobado el uso de unos fármacos específicos para estos tumores denominados **inhibidores de PARP**, lo que supone un paso muy importante para los afectados por esta enfermedad.

TUMORES DIGESTIVOS

Otro tumor frecuente con una herencia familiar claramente estudiada es el **cáncer de colon**, pero antes de ahondar más en este tema quiero recordar de nuevo que solo estamos hablando de un 10 % del total de estos tumores digestivos, y que el 90 % no son hereditarios.

Pues bien, volviendo al cáncer de colon, existen dos tipos de tumores de colon con predisposición genética:

1) Poliposis adenomatosa familiar (PAF)

Se trata de un síndrome que afecta a personas que desarrollan muchos pequeños tumores benignos de colon, llamados **pólipos**, de los cuales nace un cáncer de colon.

Este cáncer suele afectar a individuos verdaderamente jóvenes, y la imagen de la endoscopia es espectacular, con la aparición de centenares de pólipos, como si fuera un campo de trigo.

Se trata de un síndrome casi exclusivo del cáncer de colon, y muchos de estos pacientes son tratados con la extirpación preventiva del órgano. Tiene su causa en mutaciones germinales en el gen APC, un guardián que protege nuestro colon de muchas lesiones moleculares, pero que el defecto genético deja desarmado.

2) Cáncer colorrectal hereditario no polipósico (CCHNP)

Existe otro síndrome genético en el que encontramos cáncer de colon hereditario, pero este suele ir asociado en las familias a la aparición de cáncer de estómago y del cuerpo del útero (endometrio), de tal modo que, en familias donde aparezcan estos tumores digestivos y el de matriz antes de los cincuenta años, es preciso realizar un estudio genético de los genes causantes: los denominados MLH1 y MSH2.

Se trata de genes que reparan el ADN, como sucedía con los genes BRCA1 y BRCA2 en cáncer de mama y ovario, y su defecto provoca el desencadenamiento de mutaciones posteriores inductoras de células transformadas.

Esta predisposición familiar a cáncer de colon, estómago y endometrio se suele conocer también como **síndrome de Lynch**, y la buena noticia al respecto es que, además del diagnóstico precoz y el consejo genético, los tumores de este último síndrome parecen más sensibles a los tratamientos con inmunoterapia del cáncer. Otro pequeño avance.

OTROS CUADROS FAMILIARES DE CÁNCER

Existen diversos tipos, pero solo mencionaré tres más:

1) Síndrome de Li-Fraumeni

Se trata de un síndrome que provoca mutaciones hereditarias en el gen p53, uno de los más importantes en mantener el equilibrio muerte-vida de nuestras células. Estos casos suelen darse en familias con elevada predisposición a tumores de los huesos (osteosarcomas), cáncer de mama, tumores cerebrales y enfermedades malignas de la sangre (leucemias y linfomas).

2) Síndrome de Von Hippel-Lindau (VHL)

Es un síndrome en el que existe una predisposición a desarrollar tumores en el cerebelo y en la retina del ojo, así como en la glándula suprarrenal (feocromocitoma) y, de forma destacada, en el riñón.

Al ser tumores raros, se facilita el diagnóstico clínico de este síndrome, que es causado por mutaciones en el gen VHL, que controla la capacidad de producir nuevos vasos sanguíneos y es, al mutar, el elixir que alimenta a las células tumorales.

3) Neoplasia endocrina múltiple (NEM)

Es un cuadro de herencia del cáncer caracterizado por su aparición en las suprarrenales, las paratiroides y especialmente el tiroides.

Ante cualquier patología de la glándula tiroidea, de hecho, lo primero que se ha de hacer es comprobar si se trata o no de un caso de NEM para proceder de la forma más adecuada, pues el conocimiento permite un mejor tratamiento.

Por último, y respecto a los tumores llamados familiares, cabe destacar que, **cuando aparecen muchos tumores de un mismo tipo en una familia,** a edades relativamente precoces y no existe un factor exógeno claro (como, por ejemplo, el tabaco), **siempre hay que sospechar.** Estemos, pues, atentos.

¿ES EL CÁNCER SENSIBLE
A LAS HORMONAS?

Las hormonas son mensajeros celulares. Moléculas que producidas desde las glándulas endocrinas van por el torrente sanguíneo hasta los órganos diana donde tendrán sus efectos.

Respecto a estos órganos, algunas hormonas actúan a nivel local, cerca de donde son producidas, y este fenómeno se llama *paracrino*, en vez del término *endocrino* clásico.

En cuanto a su composición, las hormonas son en su mayor parte proteínas formadas por cordones de aminoácidos que las diferencian unas de otras. Las alteraciones de las hormonas provocan un amplio abanico de enfermedades humanas.

Tal vez entre las hormonas más conocidas se destaca la insulina, producida por las células beta del páncreas, que regula el metabolismo y uso de la glucosa en sus órganos diana, como los músculos y la grasa corporal. Siguiendo con nuestro ejemplo, cuando la insulina se altera, esto es, cuando en su caso se produce una pérdida de actividad, la enfermedad que dicha alteración provoca es la diabetes.

Una de las actividades de las hormonas es determinar el grado de «diferenciación» celular, es decir, recordarle a una célula de un tejido cuál es su trabajo específico en ese órgano para que no se desvíe del camino marcado. Pues bien, en el caso del cáncer, las células tumorales van por un camino torcido, no realizan su ocupación específica, están «desdiferenciadas» (son las modificaciones de forma y función de las células al ser cultivadas en medios artificiales o naturales), por tanto, parece claro que **las alteraciones hormonales influyen en el desarrollo del cáncer** debido a este motivo. Pero es que, además, las hormonas, en un contexto normal, también regulan la frecuencia de división de las células: unas inducen más proliferación y otras, menos.

Ya hemos visto que las células tumorales crecen todo el día, así pues, y por esta razón, los cambios de la acción de las hormonas también pueden asociarse con el proceso de carcinogénesis.

HORMONAS Y ONCOLOGÍA

En el campo de la oncología son especialmente importantes dos tipos de hormonas: los **estrógenos** y los **andrógenos**.

LOS ESTRÓGENOS Y EL CÁNCER DE MAMA

Son las hormonas que contribuyen a dar el aspecto y las funciones femeninas. Las glándulas mamarias son especialmente sensibles a las hormonas, que determinan, en la adolescencia, cuándo han de desarrollarse las mamas, cómo cambian durante el ciclo menstrual y el embarazo y cómo vuelven a metamorfosearse en la vejez. Por todo esto, el cáncer de mama es un tumor con un importante grado de **hormona-dependencia**, en particular de los estrógenos.

En este sentido, hay tumores de mama estrógeno-dependientes cuyos análisis de laboratorio determinan que son receptores de estrógeno positivos y que suelen darse en pacientes con buen pronóstico, lo que nos lleva a respirar un poco más tranquilos. Se trata de tumores de mama en los que, aunque crecen impulsados por la hormona, su proliferación aún conserva vestigios de normalidad. Además, tenemos un arma específica para combatirlos: fármacos hormonales como los antiestrógenos (un ejemplo sería el tamoxifeno), que son altamente efectivos en estos casos y, además, tienen pocos efectos secundarios para la mujer.

Sin embargo, puede ocurrir que un tumor que era positivo para el receptor de estrógenos se «negativice», y también existen tumores de mama que ya de entrada no son sensibles a los estrógenos. Es decir, se trata de **cánceres de mama que crecen de forma independiente a las hormonas**. En estos, los fármacos antiestromales no tendrán efectos positivos y, por tanto, pueden asociarse con peor supervivencia, si bien es preciso matizar que algunos de estos casos son positivos para el oncogén HER2, y entonces pueden recibir una terapia alternativa basada en inhibidores de esta molécula.

LOS ANDRÓGENOS Y EL CÁNCER DE PRÓSTATA

El caso del cáncer de próstata en hombres es muy similar. Aquí las hormonas clave son los andrógenos, responsables de «masculinizar» nuestro cuerpo, órganos y células, controlando también su grado de diferenciación y proliferación.

El órgano diana más estudiado de un andrógeno como la testosterona es la próstata. Una excesiva acción de la testosterona puede provocar la aparición de la **hiperplasia benigna de próstata (HBP)**, una tumoración benigna similar en estructura a los miomas uterinos de las mujeres y que se debe a que son células prostáticas que crecen demasiado, pero aún no han llegado al punto de volverse locas.

El siguiente paso y alternativo sería un cáncer de próstata hormonodependiente, en el que las células ya son malignas, pero cuyo crecimiento aún depende de la testosterona.

En estos casos, de forma similar a como ocurría con el cáncer de mama, el uso de compuestos contrarios a la hormona, es decir, de fármacos antitestosterona, será indicado para tratar estos tumores de próstata, y la experiencia ha demostrado que con ellos se consigue un buen nivel de supervivencia.

Pero ocurre, al igual que vimos en el cáncer de mama, que algunos tipos de tumores pueden volverse insensibles a estos fármacos, o también puede ocurrir que ya desde la casilla de salida eran inmunes a estos: son los **tumores de próstata andrógeno-independientes**, que suelen estar asociados a un peor pronóstico y ante los que se deben explorar otras opciones de tratamiento.

¿PUEDEN SUFRIR TUMORES LAS PROPIAS GLÁNDULAS ENDOCRINAS?

En efecto, y antes de acabar este capítulo, quisiera comentar que ciertamente las glándulas endocrinas que producen hormonas pueden verse ellas mismas afectadas por tumoraciones. Entre los **tumores endocrinos** cabe destacar:

- Tumores de los órganos productores de células de la reproducción (gónadas), como es el caso de los de testículos y ovarios.
- Cáncer de tiroides y paratiroides.
- Cáncer de la glándula suprarrenal.
- Tumores neuroendocrinos, que pueden surgir prácticamente en cualquier localización debido a que durante el desarrollo como embriones las células que los originan se distribuyen por todos los tejidos. Estos últimos reciben nombres tan estridentes como gastrinoma, insulinoma, glucagonoma, somatostatinoma... Ideales para un crucigrama de nivel alto.

¿EL TABACO PROVOCA CÁNCER?

No nos andemos con rodeos, la respuesta a la pregunta que da título a este capítulo es clara: sí, el tabaco provoca cáncer.

Pero es que, además, provoca muchas otras enfermedades que acaban empeorando la calidad de vida del fumador, de su entorno, y acortando su supervivencia.

Pero vayamos por partes y comencemos con el cáncer de pulmón: se trataba de una enfermedad desconocida en Europa, y fue la importación del tabaco de América y su consumo lo que la hizo aparecer por primera vez en este continente.

Posteriormente, como ya he dicho en páginas anteriores, en los Estados Unidos el cáncer de pulmón entre mujeres no existía: fue con el final de la Segunda Guerra Mundial y el inicio de la liberación de la mujer cuando esta adquirió este mal hábito, y hoy día, décadas después, podemos ver su efecto.

En cuanto a España, no fue hasta la muerte de Franco que las mujeres empezaron a fumar mayoritariamente, y en las últimas décadas hemos visto morir por culpa de esta enfermedad a muchas de aquellas mujeres que comenzaron a fumar precisamente en esas mismas fechas, en torno a los años 1975-1976.

¿POR QUÉ MATA TANTO EL TABACO?

El tabaco tiene en su composición muchos componentes cancerígenos. Una lista, de hecho, que no es nada bonita: benzopireno, benceno, formaldehído, cadmio, polonio-210, cloruro de vinilo, butadieno, berilio, cromo VI... No parecen nombres propios de vitaminas antioxidantes, ¿verdad? Y no lo son: todos ellos causan alteraciones en nuestro material genético (**mutaciones**), así como en el control de este (**lesiones epigenéticas**).

Por ejemplo, el **benzopireno** se une al gen p53, uno de los máximos protectores del genoma contra el cáncer, y causa mutaciones que lo inactivan. Estas mutaciones se llaman transversiones, y si las vemos en un ADN podemos asegurar con poco margen de error que ese gen tocado pertenece a un fumador.

Pero es que además el tabaco contiene la famosa **nicotina**, una droga muy potente que nos convierte en adictos de una forma similar a como lo hace la cocaína y la heroína. No es ningún secreto, de todos es sabido cuánto cuesta deshabituar al fumador, que sufre un «mono» similar al que padecen otros drogadictos.

TIPOS DE CÁNCER DE PULMÓN

El cáncer de pulmón debido al tabaco se divide en dos tipos: **de células no pequeñas (CPCNP)**, a su vez dividido en escamoso y adenocarcinoma; o **de célula pequeña (CPCP)**. Este último cáncer solo sucede en el contexto del fumador. Es decir, es un ejemplo de tumor que sin el tabaco se extinguiría. El CPCNP puede suceder en un 10 % de casos en no fumadores, y en estos casos suele ser de mejor pronóstico, porque poseen dianas moleculares contra nuevos fármacos desarrollados en los últimos diez años. Incluso en esto tienen suerte los no fumadores.

DIVERSOS TIPOS DE TABACO Y DIVERSOS TIPOS DE CÁNCER

Pero es que no se trata solo de cáncer de pulmón derivado del tabaquismo. Esas mismas alteraciones que sufren los pulmones también las sufren la tráquea y nuestra boca, y, por tanto, **el tabaco es causante de un número importante de tumores del tracto respiratorio y de la cabeza y de cuello** (garganta, lengua, paladar...).

- Además, no se salva ni el romántico fumador de **pipa**, ya que a todos los cánceres mencionados se suma, en su caso, el **cáncer de labio.**
- Y, siguiendo con otros tipos de tabaco, por favor, que no os vendan falsas motos, **los puros** también se asocian a todos estos tumores, ya que en realidad acumulan niveles más altos de nitrosaminas, otro potente carcinógeno.
- En cuanto a los **cigarrillos** «rubios» o «negros», lo único que hacen es cambiar el lugar de la aparición de los tumores del centro a la periferia del tumor, de abajo arriba. Nada más.

Finalmente, el otro tumor claramente asociado con el tabaco es el **tumor de la vejiga urinaria;** evidentemente no fumamos por *allí abajo,* pero sí es el lugar donde van a parar desde la sangre todos los carcinógenos que entran desde los alvéolos pulmonares, las pequeñas terminaciones sanguíneas que permiten el intercambio de gases. Y cuando estas sustancias nocivas llegan a la vejiga empiezan a rascar y rasgar, a herir su epitelio, hasta que se producen las mutaciones y aparece el cáncer de vejiga.

En conclusión, el tabaco es responsable, por su acción dañina contra muchos órganos y vías celulares, de desencadenar muchas enfermedades. Patologías pulmonares (como el enfisema y la bronquitis crónica), problemas cardiovasculares (como enfermedades del corazón, las coronarias y el derrame cerebral), la diabetes y la esterilidad.

Y, más allá de los tumores mencionados, también se sospecha su contribución en los cánceres de estómago, páncreas, hígado, riñón, vejiga, colon, recto, cuello del útero y ciertas leucemias.

En resumen, **uno de cada tres tumores del mundo es causado por el tabaco.**

¿CÓMO LUCHAR CONTRA EL TABAQUISMO?

Una de las claves de la lucha contra el tabaco como agente causante de enfermedades es evitar el inicio del hábito. **Conseguir que los adolescentes no comiencen a fumar** y que no queden enganchados. En Estados Unidos se ha conseguido este objetivo en parte concienciando que los jóvenes que no fuman son los «guays» y populares del colegio o del instituto.

Es interesante saber que estamos viendo un ligero descenso en la aparición de tumores asociados al tabaco debido a un menor consumo de este en Norteamérica y Europa. ¿La causa? Las leyes antitabaco que no permiten fumar en centros públicos.

Por una vez, y sin que sirva de precedente, los políticos han hecho una cosa bien.

¿EL ALCOHOL PROVOCA CÁNCER?

El alcohol es tan popular, forma parte de tantas tradiciones centenarias y se puede comprar tan fácilmente que **no somos conscientes de que es una droga.** Licores de alta graduación eran ingeridos por civilizaciones del pasado para sus rituales iniciáticos, y de forma similar ahora lo usamos en nuestro pase de la infancia a la etapa adulta, lo bebemos ceremoniosamente o acompaña nuestras victorias y celebraciones. Pero es una sustancia con efectos dañinos para la salud. Dejemos de entrada esto claro.

ALCOHOL Y CÁNCER

En cuanto a su relación con el cáncer, el consumo de alcohol se relaciona con una mayor probabilidad de desarrollar **cánceres de la cavidad oral como los de garganta** y **laringe** (una probabilidad que puede además incrementarse exponencialmente si el bebedor es también fumador), de **esófago** (especialmente para un subgrupo de personas que tienen como característica común que no pueden detoxificar bien el alcohol), de **hígado** (carcinoma hepatocelular), de **mama**, de **colon** y de **recto**, cánceres, estos tres últimos, que se desarrollan en proporción directa a la cantidad de alcohol consumido.

TIPOS DE ALCOHOL Y CÁNCER

De forma académica, el alcohol que se consume se debería llamar etanol o alcohol etílico. Esta sustancia química se encuentra en sus niveles más elevados en los licores o alcoholes destilados, como la ginebra, el ron, el vodka y el whisky, seguidos por el vino y, finalmente, la cerveza.

El alcohol es producido por unos organismos eucariotas como nosotros, y que llamamos levaduras, a partir de la fermentación de azúcares y almidones presentes en granos, frutas o verduras.

El alcohol se asocia a un mayor riesgo de tener cáncer por diversos motivos: su metabolismo produce acetaldehído y oxígeno reactivo, sustancias que dañan el ADN y las proteínas, provocando además una menor capacidad de absorber las vitaminas antitumorales del tracto digestivo.

EL ALCOHOL Y OTRAS ENFERMEDADES

Además de las enfermedades neoplásicas descritas, el alcohol también se asocia a **enfermedades gravísimas del hígado,** desde inflamaciones (**hepatitis**) a la muerte de este órgano (**cirrosis**), y también afecta al cerebro de forma directa o indirecta mediante la **encefalopatía hepática,** que hace que nuestro hígado no pueda inactivar tóxicos y estos acaben lesionando nuestras neuronas.

Entre las embarazadas, por otro lado, el **síndrome de alcoholismo fetal** conlleva múltiples problemas de salud para el niño; se trata de una dolencia infradiagnosticada y debemos estar atentos.

Por último, el alcohol también causa una fuerte adicción. Así pues, disfrutemos de una buena y fresca cerveza en verano en nuestra terraza favorita, pero sin alcohol.

¿LA RADIACIÓN PROVOCA CÁNCER?

Continuamente estamos sometidos a radiaciones que pueden ser de mayor o menor intensidad. Ese es el precio que tenemos que pagar por vivir en este bonito planeta y que este forme parte de un universo grandioso.

Las radiaciones nos llegan tanto desde el espacio más profundo y lejano como de nuestra estrella protectora, el Sol. Y, ya en el área de la Tierra, recibimos también las radiaciones que emiten algunos elementos derivados de ciertos átomos de la tabla periódica y, por supuesto, las radiaciones derivadas de cuando nos realizan un diagnóstico usando tomografía computarizada (también conocida como TAC).

Nosotros, como el resto de las especies, hemos aprendido a vivir con ellas, ya que es imposible evitar ciertas radiaciones solares o las procedentes del universo. Pero, además, hemos incorporado algunos de los cambios inducidos por estas para adaptarnos, cambiar y evolucionar. ¡Y, ojo, que no os estoy hablando de los mutantes de X-Men! Simplemente quiero decir que cierto grado de exposición a la radiación forma parte de nuestra vida y, por tanto, es solo el exceso de radiación lo que se asocia a diversas enfermedades, particularmente a ciertos tipos de cáncer.

¿QUÉ ES LA RADIACIÓN?

El fenómeno de la radiación es la propagación de energía en forma de ondas electromagnéticas o partículas subatómicas a través del vacío o de un medio material.

Existen dos tipos principales de radiación: ionizante y no ionizante.

RADIACIÓN NO IONIZANTE

Posee una **energía más baja y no se ha demostrado que dañe el material genético;** es la típica radiación procedente de la luz visible y de la energía de los teléfonos celulares y de campos magnéticos. En este sentido, por ejemplo, el último estudio de la Organización Mundial de la Salud (OMS) no ha encontrado una relación directa entre el uso de móviles y un mayor riesgo de cáncer.

RADIACIÓN IONIZANTE

A diferencia de la radiación no ionizante, esta **puede dañar nuestro ADN y su exceso se ha relacionado con el desarrollo de cáncer.** Esta incluye la radiación ultravioleta (UV), la derivada del radón, los rayos X y otras formas de radiación de alta energía, como los rayos gamma, las partículas alfa, las partículas beta y los neutrones. Estas formas últimas de radiación pueden emitirse en accidentes de plantas nucleares de electricidad y cuando se fabrican, prueban o usan armas atómicas.

En agosto de 1945, en el transcurso de la Segunda Guerra Mundial, se detonaron las bombas atómicas sobre las ciudades de Hiroshima y Nagasaki, en Japón. Entre los afectados por ellas que sobrevivieron a las explosiones se estima que, con el tiempo, en dos de cada tres casos sus muertes posteriores han sido atribuidas al cáncer. Y, de entre estas muertes, destaca la incidencia del cáncer de pulmón y el de estómago, así como las leucemias.

Los accidentes nucleares de Chernóbil (Ucrania) en 1986 y de Fukushima en 2011 están considerados como los dos mayores desastres medioambientales de la historia moderna. Ambos dejaron en los supervivientes un rastro de tumores, entre los que destacan los de tiroides. La prueba concluyente de su causa común fue que todos esos tumores de tiroides presentaran la misma alteración en el gen antitumoral p16, lo que confirma una raíz compartida: la radiación nuclear.

Como guardianes de este planeta, debemos mantenernos vigilantes para reconvertir todas las centrales nucleares en productoras de otras energías menos peligrosas, además de seguir luchando por la desaparición de todas las armas nucleares de este pequeño planeta azul y verde.

LOS MÉTODOS DE DIAGNÓSTICO Y LA RADIACIÓN

Ciertos métodos de diagnóstico, como las radiografías, el TAC (que ya he mencionado) o la tomografía por emisión de positrones, así como algunos tratamientos como la radioterapia, también pueden inducir daño genético asociado al desarrollo de cáncer. Sin embargo, **los riesgos de desarrollar un tumor por estos procedimientos médicos son reducidos,** y, si no los hacemos, el perjuicio de la enfermedad subyacente será mucho mayor. Eso sí, sin pasarnos.

Es decir, ¿es necesario que a una persona le hagan seis TAC en un año?

Si tú ves que esto te está ocurriendo a ti, habla con el personal sanitario que te atiende y comenta que quizá pueda servirles esa misma prueba que te realizaron hace tres meses en vez de volver a someterte a un TAC más... También debes asegurarte de que esa prueba o exploración es verdaderamente necesaria. Y, sobre todo, en el caso de las mujeres es extremadamente importante que expliques si crees que puedes o no estar embarazada, aunque solo sea una sospecha. El embrión es extremadamente sensible a las radiaciones y la exposición a estas podría, entre otras patologías, generar graves malformaciones.

¿EXISTEN RADIACIONES BUENAS?

Evidentemente, la radiación también puede ser buena. Por ejemplo, la radioterapia moderna y de precisión permite casi teledirigir las radiaciones ionizantes al encuadre donde se esconde el tumor para de este modo pulverizarlo.

Existen, de hecho, algunos tumores que son particularmente radiosensibles, y contra ellos la radioterapia es una estrategia de tratamiento muy válida. Ahora bien, es preciso saber también que **a veces la radioterapia de un cáncer puede provocar la aparición de un nuevo cáncer tiempo después.** Por tanto, hablemos con el radioterapeuta y el personal médico antes de decidir qué tratamiento seguir, ya que, por ejemplo, un niño al que se le cura el cáncer de esta forma tiene un mayor riesgo de tener luego un tumor de adulto. Los profesionales sanitarios ya conocen este riesgo y harán un seguimiento más exhaustivo de ese paciente en el futuro, pero nunca está de más recordar en las entrevistas con el médico nuestro historial de exposición a las radiaciones ionizantes.

LO QUE LE DEBEMOS A LOS INVESTIGADORES

El mundo de la comprensión de los elementos radiactivos debe mucho a sus pioneros investigadores, como Henri Becquerel, Pierre Curie y Marie Curie. La doctora Curie falleció en 1934 a los sesenta y seis años por una enfermedad de la sangre, anemia aplásica, causada precisamente por la exposición a la radiación que tanto había estudiado en su laboratorio y que hoy en día tantas enfermedades nos permite diagnosticar de forma precoz y curable. Démosles, a todos ellos, las gracias.

¿ESTÁ ASOCIADO UN MAYOR ÍNDICE DE CÁNCER CON ALGUNOS TRABAJOS EN CONCRETO?

La mayoría de los mortales pasamos la mayor parte de nuestras vidas bien sea en el trabajo o durmiendo en la cama. Por lo tanto, y dado que pasamos tanto tiempo en el trabajo, es seguro que la ocupación diaria va a influir en el desarrollo de nuestras enfermedades, desde el oficinista con sus problemas de espalda o de muñecas/tendones hasta el futbolista con sus lesiones crónicas de las articulaciones y los tobillos.

En este contexto, también nuestro riesgo de desarrollar un cáncer guarda cierta relación con nuestra profesión y el ambiente en el que se desempeña. Por ejemplo, los camareros que tuvieron que aguantar el humo del tabaco de los clientes en un espacio cerrado durante décadas tienen un riesgo incrementado de desarrollar cáncer de pulmón; las trabajadoras del sexo que no usan la protección necesaria ni están vacunadas tienen un riesgo mayor de cáncer de cuello del útero, garganta, boca, ano e hígado debido a los virus del papiloma y la hepatitis; las azafatas, los pilotos y los astronautas tienen un mayor riesgo general de tener cáncer debido a que están más expuestos a las radiaciones, de igual manera que sucede con los profesionales sanitarios o técnicos que usen isótopos radiactivos en su labor (como la anteriormente citada Marie Curie); también los vigilantes nocturnos o las personas con trabajos con alteraciones del ritmo normal sueño/vigilia parecen tener una mayor probabilidad de desarrollar una enfermedad oncológica, así como los/las peluqueros/as que se expongan diariamente a ciertos tintes y otras sustancias similares, y, de la misma manera, aquellos trabajos exteriores en las grandes ciudades que requieran estar cerca de las grandes vías urbanas se asocian también a un mayor riesgo oncológico debido a los metales pesados y otras partículas derivadas de los tubos de escape de coches, camiones y motos; por su parte, aquellas ocupaciones (granjeros, operarios de construcción, socorristas, alpinistas, guardias forestales...) que requieran estar expuestos muchas horas al sol también se relacionan con tener una mayor probabilidad de melanomas y otros tumores de la piel.

EL CASO DEL AMIANTO Y EL MESOTELIOMA

Pero si hay un ejemplo claro entre una exposición laboral y un riesgo de cáncer, lo encontramos sin duda en **el asbesto (amianto) y el tumor llamado mesotelioma.**

El asbesto es un término que agrupa seis minerales que existen en el medio ambiente como ramos de fibras que podemos separar en hilos delgados y duraderos para su uso con fines comerciales e industriales porque poseen características únicas: son resistentes al calor, al fuego y a las sustancias químicas y no conducen la electricidad. Debido a todas estas razones, el asbesto ha sido muy popular en muchas industrias y se ha empleado en la industria de la construcción y edificación para endurecer el cemento y los plásticos, así como aislante para paredes y techos, como revestimiento ignífugo y también para absorber el sonido. La industria naval lo ha usado para aislar calderas, tuberías de vapor y de agua caliente; las empresas de automoción en los frenos y en los discos de embrague de los vehículos; ha sido utilizado en losetas de techos y de pisos; en pinturas, revestimientos y adhesivos, y también en plásticos, incluso en algunas herramientas de jardinería y lápices de colores.

Todo esto se acabó, o debió haberse acabado en algunos casos, con el descubrimiento de que **el asbesto era no solo causante directo de cáncer, sino también de otras muchas enfermedades.** Por este motivo, en 1989 la Oficina de Protección Ambiental (EPA) y la Oficina Internacional para la Investigación del Cáncer (IARC) aseguraron que el asbesto causa el tumor **mesotelioma**, originado en las membranas que recubren el tracto respiratorio y digestivo (mesotelio), además de otros **tumores de pulmón, laringe y ovario.** La relación entre asbesto y mesotelioma es directa: si no existiera el asbesto tampoco existiría casi ningún caso de mesotelioma en el mundo.

Entre las enfermedades no tumorales vinculadas al asbesto cabe mencionar también la **asbestosis**, una enfermedad inflamatoria pulmonar que dificulta la respiración y provoca derrames de la pleura debido a una acumulación exagerada de líquido entre las membranas que separan los pulmones de las costillas de nuestro tórax.

Todos los trabajadores que estuvieron expuestos en el pasado al asbesto en las áreas laborales mencionadas tienen un riesgo mucho mayor de padecer las mencionadas enfermedades oncológicas y no oncológicas, y deberían ser seguidos médicamente de forma rigurosa y recibir asimismo protección financiera al tratarse de una evidente enfermedad profesional.

EL MESOTELIOMA Y EL 11-S

El último repunte de esta grave dolencia se pudo detectar entre bomberos, personal sanitario, policías, trabajadores de la construcción y voluntarios que participaron en el rescate, la recuperación y la limpieza de los restos de las Torres Gemelas del World Trade Center, durante aquel fatídico 11 de septiembre de 2001 en Nueva York , y en las fechas inmediatamente posteriores.

Esto se debe a que la Torre Norte del WTC contenía centenares de toneladas de asbesto, que revestía internamente el edificio, y debido al atentado sus micropartículas flotaron suspendidas en el aire de aquella zona del bajo Manhattan durante los tristes días y semanas que siguieron al hundimiento de la torre, por lo que fueron inhaladas sin querer por los trabajadores que auxiliaron en las labores de rescate y que en un primer momento no llevaban mascarillas ni aparatos autónomos para respirar que protegiesen sus vías respiratorias.

¿INFLUYE LA DIETA EN EL CÁNCER?

Existen millares de libros y artículos dedicados al impacto de la alimentación en el mayor o menor riesgo de desarrollar cáncer, y también son incontables los dedicados a dietas especiales para combatirlo cuando el tumor ya ha aparecido, pero encontrar la verdad en esa jungla es mucho más difícil que hallar la famosa aguja en el pajar.

La inundación de medias verdades, incorrecciones y directamente falsedades se debe a que **la comida es el centro de nuestro mundo,** pues sin comer fenecemos. Podemos abstenernos del sexo, de fumar, de beber alcohol y de exponernos a radiaciones ionizantes, pero nadie puede dejar de alimentarse. Y, claro, entonces todo el mundo se dedica a opinar, y casi siempre con una base científica muy pobre. A continuación, entraremos en este submundo pantanoso con mucho cuidado y procurando no herir suspicacias ni romper la fina vajilla de porcelana.

LOS TUMORES Y LAS BEBIDAS

- **Alcohol:** como hemos dicho anteriormente, mi recomendación es evitar el consumo de alcohol tanto como nos sea posible, ya que, como hemos visto, está directamente relacionado con una mayor incidencia del cáncer.
- **Agua:** en cuanto a las demás bebidas, mi otra recomendación, muy encarecida, es la de beber agua suficiente, ya que nuestro

cuerpo está evolutivamente diseñado para que el líquido que ingiere sea este. Así pues, no vayamos innecesariamente en contra de las teorías de Darwin.

Pero se trata de una recomendación destinada no solo a las personas en un buen estado de salud, porque también la toma de agua en pacientes con cáncer será muy importante, ya que uno de los peligros asociados a la enfermedad y a sus tratamientos es que se produzca una deshidratación.

Así pues, bebamos todos este líquido natural y transparente que compone la mayor parte de nuestro cuerpo.

- **Zumos de frutas y verduras:** son otras bebidas altamente recomendables, que no son solo riquísimas, sino que también aportan de forma natural los azúcares no añadidos que necesitamos, así como vitaminas y antioxidantes, necesarios para la actividad de nuestras proteínas y protectores de nuestro ADN.
- **Bebidas industriales:** por todo lo visto en este apartado, mi consejo obvio es evitarlas, ya que están edulcoradas artificialmente y poseen gran cantidad de calorías asociadas a la obesidad y a la diabetes.

LOS TUMORES Y LA COMIDA

Respecto a la alimentación sólida, la clave está sin duda en la variedad: comer un poco de todo, pero sin excesos. No vamos a reinventar la rueda con esta teoría, de todos es sabido que una dieta equilibrada debe incluir frutas, verduras, frutos secos, cereales, pescado azul, carne blanca y, en menor medida, azúcares, carne roja y alimentos procesados.

- **Carnes:** lo recomendable es evitar en lo posible comer carnes muy chamuscadas porque contienen ciertos compuestos químicos llamados aminas heterocíclicas (AHC) e hidrocarburos aromáticos policíclicos (HAP), asociados a la generación de mutaciones. Por poner un ejemplo, estos compuestos se asocian en el cáncer colorrectal a la aparición de unas mutaciones especiales llamadas transiciones en el oncogén K-ras.

En este sentido, la Organización Mundial de la Salud ha reconocido recientemente el **excesivo consumo de carne procesada como un factor de riesgo de cáncer.**

Ante esto, ciertas vitaminas, como las vitaminas C y D, podrían ser ligeramente preventivas de la enfermedad, pero sin pasarnos.

• **Lácteos, azúcares y aceite:** en cuanto a los demás tipos de alimentos sólidos, se pueden consumir lácteos sin ningún problema (aunque teniendo en cuenta no caer en el exceso por aquello de las calorías), y también azúcares naturales, ya que las neuronas dependen de esta sustancia para funcionar, y en cuanto a las grasas el uso de aceite de oliva virgen es muy recomendable.

PARTICULARIDADES DIETÉTICAS EN RELACIÓN CON DIVERSOS TUMORES

Existen particularidades dietéticas respecto a cada tipo de tumor:

- **Cáncer de pulmón:** se pierde peso rápidamente y estos enfermos necesitan tomar proteínas derivadas de la clara de huevo, pescado blanco y azul o carnes preferiblemente magras.
- **Cáncer de mama:** en las pacientes con cáncer de mama, en cambio, se tiende a coger peso, por lo que lo más adecuado es seguir una dieta mediterránea. **La asociación cáncer de mama y obesidad hace más probable que el tumor reaparezca** tiempo después. En las pacientes con tumores mamarios también se ha sugerido eliminar la soja y sus derivados, ya que podrían interferir con algunos tratamientos de quimioterapia.

Y una última nota: acompañemos al paciente con cáncer en sus comidas, sentémonos a la mesa con él y asegurémonos así que mantiene sus horarios y la alimentación variada comentada. También nos beneficiará a nosotros.

¿TIENE RELACIÓN LA OBESIDAD CON EL CÁNCER? ¿PUEDO REDUCIR MIS PROBABILIDADES DE SUFRIR CÁNCER SI PRACTICO ALGÚN DEPORTE?

La obesidad se empieza a conocer como el gran asesino silencioso de los países occidentales. Te va matando poco a poco, sin que te enteres, dulcemente.

La obesidad se relaciona, fundamentalmente, con un claro incremento del riesgo de padecer enfermedades cardíacas (infarto, embolia, arterioesclerosis) y diabetes de tipo 2 (la típica del adulto) y de tener una presión arterial alta. Pero, además, la persona obesa posee también un riesgo mayor de desarrollar cáncer, principalmente de mama, del aparato digestivo (colon, recto, esófago, páncreas y vesícula biliar) y del cuerpo del útero (endometrio). La dieta equilibrada que citamos anteriormente resulta clave para reducir la obesidad y disminuir la frecuencia de estas enfermedades, pero también deberíamos complementarla con ejercicio físico.

NUESTRO ALIADO: EL EJERCICIO

Se ha comprobado que **la actividad física reduce el riesgo de cáncer** de colon (en una cuarta parte); de mama (en un 15 %), particularmente en la mujer posmenopáusica; y de endometrio (también en un 15 %).

Los mecanismos por los cuales el ejercicio físico se asocia a una menor incidencia de cáncer son varios:

- Por ejemplo, **parece reducir los niveles de determinadas hormonas** que ciertos tumores necesitan para crecer (recordemos que ya hemos hablado de la relación entre cáncer y hormonas), como puede ocurrir en el caso de determinados subtipos de cáncer de mama.
- También **ayudaría a que se formaran menos resistencias a la acción de la insulina,** una de las múltiples causas que originan la obesidad.
- De forma similar, **fomentaría el metabolismo de los ácidos biliares,** cuyo exceso se sospecha que podría causar tumores del aparato digestivo.
- La actividad física también **reduciría la inflamación de nuestros tejidos,** lo que constituye un campo de creciente interés en oncología, ya que cada vez se relaciona más la irritación crónica de un determinado órgano con el riesgo de cáncer.
- En un sentido similar, la huida del sedentarismo (todo el día sentado en nuestra butaca favorita o en ese sofá tan tentador) también **reforzaría nuestro sistema inmune,** las células y los anticuerpos que vigilan a esas células extrañas que llamamos cáncer.

Pero no se trata solo de prevención, **el ejercicio físico es beneficioso también para los supervivientes de cáncer.** En especial, mejora la calidad de vida de los pacientes con cáncer de mama, próstata y colon, disminuyendo la probabilidad de reaparición del tumor y aumentando la supervivencia.

¿CUÁNTO EJERCICIO DEBEMOS HACER?

En relación con esto, una cuestión siempre complicada es decidir cuánta actividad física es recomendable para cada persona. La sugerencia general es que los adultos dediquen cuatro horas a la semana distribuidos a lo largo de esta.

Parece complicado, pero debemos intentar programarlo en nuestra agenda.

Y, sobre todo, igual que recomendamos con las comidas y los pacientes oncológicos o los supervivientes de un cáncer, mi consejo es que nos sumemos a ellos a la hora de compartir esta saludable actividad.

Como decía la letra de aquella canción: «Juntos, un día entre dos, parece mucho más que un día».

¿PUEDE INFLUIR EL LUGAR DONDE VIVO EN EL TIPO DE TUMOR QUE PUEDO PADECER? ¿QUÉ ES LA GEOGRAFÍA DEL CÁNCER?

El lugar en el que vivimos influye en nuestro riesgo general de padecer cáncer y en el tipo de tumor que podemos desarrollar.

Es evidente que a nivel particular tener nuestra vivienda en una calle altamente polucionada con los humos de los coches subiendo a nuestro piso para alcanzarnos y que los inhalemos incrementa nuestro riesgo de cáncer; de igual forma ocurre si nuestros hogares están cerca de grandes complejos industriales productores de sustancias contaminantes. Pero también, en una mayor escala, el país donde residimos modula nuestra probabilidad de tener cáncer o no, así como el tipo de órgano afectado por este mal. Podríamos llamar a este plano la *Geografía del cáncer*, una particular e inquietante geografía que nos revelará, finalmente, que podemos simplificar el mundo en dos partes: los países desarrollados y aquellos en vías de desarrollo (también llamados subdesarrollados). Vamos, lo de siempre, ricos y pobres, para qué vamos a engañarnos.

Los países desarrollados tienen más cáncer que los países más pobres, aproximadamente el doble. Sin embargo, no pensemos que se trata de algún tipo de equilibrio divino en bien de la justicia social: **tienen mucho más cáncer porque su nivel de vida es muy superior,** casi el doble también. Es decir, una infección por una diarrea mata a un niño en un país subdesarrollado, pero nunca ocurrirá esto en un país de Europa. Dicho de otro modo, y recuperando argumentos que ya hemos utilizado en capítulos anteriores: la mayor mortalidad en los países subdesarrollados conlleva que las personas mueran de muchas otras enfermedades antes de llegar a una madurez en la que puedan desarrollar cáncer. La esperanza de vida es mucho menor, y la incidencia de otras enfermedades que en los países occidentales se han conseguido erradicar y minimizar es, por el contrario, mucho mayor.

Por fortuna, esta tendencia parece estar cambiando y las mejoras económicas en países tradicionalmente clasificados como subdesarrollados hacen aumentar su riesgo de cáncer al mismo tiempo que aumentan la supervivencia global de la población, como sería el caso de China. Por otro lado, algunos de estos países que han aumentado su poder económico han adoptado los estilos, patrones y vicios de la vida occidental, lo que les empieza a equiparar su riesgo de tener una enfermedad tumoral.

A escala planetaria, los países con más ingresos económicos como Dinamarca, Australia, Bélgica, Noruega, Francia y Estados Unidos son aquellos en los que más casos de cáncer se diagnostican. También suelen ser poblaciones donde existe una **especial atención para detectar tumores en estadios precoces** y con **sistemas sanitarios** (excepto Estados Unidos) **que protegen de forma adecuada a su población.** Los tumores más frecuentes son de colon, pulmón y de mama, y se producen en buena medida debido a hábitos propios de países con un nivel de vida acomodado, como el tabaquismo, la obesidad y el sedentarismo. Ahora bien, como estos estilos de vida están cambiando en las nuevas generaciones (no fumadores, adictos al gimnasio, *runners*, vegetarianos...), es posible que detectemos una mejora en las próximas décadas en la incidencia de cáncer en estos países.

¿LOS DIFERENTES TIPOS DE CÁNCER TIENEN RELACIÓN CON LA ZONA GEOGRÁFICA?

Es interesante mencionar que **existen cánceres muchísimo más frecuentes en los países ricos que en los pobres,** como el melanoma, el tumor de riñón, el linfoma de Hodgkin o el mieloma múltiple. En cambio, otros tumores como el carcinoma nasofaríngeo y el linfoma de Burkitt (rara forma de cáncer del sistema linfático común en África central) son tremendamente más frecuentes en países en vías de desarrollo.

También es muy importante destacar que, como los diagnósticos de este cáncer se producen en estadios más avanzados en países pobres, la mortalidad es mayor para el mismo tipo de tumor que en un país rico.

Un ejemplo: el cáncer de cérvix es detectado de forma muy precoz en los países occidentales en los cribados ginecológicos anuales de las mujeres, pero en países con malas condiciones económicas el tumor solo se diagnostica en fases muchas veces incurable.

En conclusión, la desigualdad económica provoca desigualdades en la calidad de vida y el tiempo de vida. La sanidad universal y gratuita es la receta para evitar estos males, y debemos preservar y extender el estado del bienestar. Continuemos presionando a los políticos y gestores para que blinden nuestra salud.

LOS DIVERSOS NOMBRES DEL CÁNCER Y SU SIGNIFICADO: UN DICCIONARIO BREVE DE LA ONCOLOGÍA

A veces parece que nos gusta complicarnos la vida y que, escondiéndonos detrás de términos inescrutables y altamente tecnificados, podemos mirar desde nuestro altar al resto de los mortales. Esta es la sensación que tengo cuando me pasan el informe de algún paciente con cáncer y compruebo que esa persona que lo padece ha entendido muy poco de su contenido. Sí, verdaderamente parece que en algunos sectores sanitarios nos recreamos usando jeroglíficos para que la gente no nos comprenda.

Para erradicar este comportamiento de una vez por todas, en esta breve sección intentaré explicar el significado de varias palabras usadas en oncología para, de este modo, quitarles ese velo de misterio que, por desgracia, no las hace necesariamente más hermosas.

TUMOR

La palabra **tumor** se refiere a un crecimiento patológico de un órgano o tejido del cuerpo, pero **no es necesariamente un cáncer**.

Podemos decir que, de algún modo, **el cáncer sería ir un paso más allá.**

Un tumor a secas podría ser **«benigno»**, con curso clínico más inofensivo, mientras que un tumor **«maligno»** sería el verdadero cáncer.

Hago un inciso aquí para comentar que, con la introducción de los adjetivos *benigno* y *maligno* ya empezamos a hacer juicios de valor sobre la enfermedad. De hecho, el cáncer para ciertas generaciones de personas es aún considerado o denominado como una «enfermedad fea», término que curiosamente también se aplica a las enfermedades venéreas o de transmisión sexual... Pero volvamos a los tumores.

TUMORES BENIGNOS

Son aquellos que:

- Crecen solo localmente.
- No se «escapan» a distancia (no dan «metástasis»).
- Sus molestias suelen ser derivadas de «apretar» a las estructuras y órganos vecinos donde crecen.

Entre los más conocidos cabe citar el **mioma** (tumor del tejido muscular, como el que forma la capa media del cuerpo del útero), el **adenoma** (tumor de las glándulas desde la garganta al colon, donde se denomina pólipo) y los **papilomas** (tumores en la piel). Aunque también tenemos el **lipoma** (tumor del tejido adiposo o graso), el **osteoma** (tumor óseo), el **angioma** (tumor de los vasos sanguíneos o linfáticos), el **nevus** (tumor cutáneo tipo lunar), el **teratoma** (tumor de tejidos germinales) y el **tumor de Warthin** (originado en la parótida, que es una glándula salival situada a ambos lados del rostro).

La probabilidad de que estos tumores originen un cáncer real es baja, normalmente inferior al 1 %, aunque esto de la estadística es una disciplina curiosa, porque una persona con cien lunares ya tiene en realidad un 10 % de probabilidades de desarrollar un melanoma derivado del nevus, y un individuo con poliposis adenomatosa familiar (FAP), al tener centenares y centenares de pólipos, tiene una probabilidad que se acerca al 100 %. Pero, como hemos comentado, **la mayoría de los tumores benignos crecen de forma confinada y su extirpación por la cirugía es completamente curativa.**

LESIONES PRECANCEROSAS

Existen unas lesiones que llamamos **premalignas o preneoplásicas.**

Neoplasia es otra palabreja interesante usada en oncología como sinónimo de cáncer, aunque existe el término **neoplasia benigna,** que sería equivalente a un tumor benigno, pero por lo general, cuando el personal sanitario se refiere a neoplasia a secas (también llamada «neo» de forma coloquial, y no es broma), en realidad siempre se refieren a la **neoplasia maligna,** es decir, al cáncer.

Volviendo a las llamadas lesiones precancerosas, en estas el riesgo de que aparezca un cáncer real es mayor que en un tumor benigno.

Ejemplos de este tipo de lesiones serían las displasias del cuello uterino y las hiperplasias atípicas del endometrio.

Una **hiperplasia** es un crecimiento exagerado de las células, similar a un tumor, pero si la llamamos **displasia o atipias** significa que esto ha ido un paso más allá: ya existen anormalidades en las células. Por eso, los núcleos celulares donde se encuentran los cromosomas no son los habituales, los «típicos», y por ese motivo los denominamos «atípicos».

TUMORES MALIGNOS

Son aquellos en que la tumoración maligna empieza propiamente con un **cáncer *in situ*,** es decir, unas células transformadas, que ya no controlan su crecimiento y que presentan atipias cromosómicas, pero que aún están confinadas en el pequeño compartimento de nuestro cuerpo donde nacieron.

La cirugía suele ser completamente curativa en la inmensa mayoría de estos casos, y la detección precoz mediante la prueba de Papanicolau y otros métodos de cribaje ginecológico permite diagnosticar el cáncer *in situ* de cérvix y extirparlo, por ejemplo.

Respecto al cáncer de mama, cada vez se diagnostican más pacientes con tumores todavía en el estadio de cáncer *in situ*, lo que aumenta enormemente sus probabilidades de supervivencia. En cuanto a los hombres, pasados los setenta y cinco años todos tenemos pequeños tumores *in situ* en nuestra próstata, pero son tan pequeñitos y crecen tan lentamente que muchas veces no dan sintomatología y solemos morirnos de otra cosa. Un pobre consuelo, pero es lo que hay.

CÁNCER PLENAMENTE ESTABLECIDO

Una vez que aparece el cáncer plenamente establecido, los vocablos se multiplican. Como existen más de un centenar de tipos distintos de cáncer, cada uno podría tener un nombre propio. Afortunadamente, los diferentes cánceres reciben, en general, el nombre de los órganos o tejidos en donde se originan, aunque también pueden denominarse de acuerdo con el tipo de células de las que proceden.

Veremos a continuación, de un modo general, diferentes tipos de cáncer.

DIFERENTES TIPOS DE CÁNCER

CARCINOMAS

Son los cánceres más frecuentes. Se originan en las células epiteliales que cubren las superficies internas y externas del cuerpo.

Dentro de los carcinomas hay, a su vez, diferentes tipos:

Adenocarcinoma

Es un tipo de carcinoma muy frecuente, un cáncer que procede de células epiteliales que secretan fluidos o mucosidad (tejidos glandulares).

La mayor parte de cánceres de la mama, la próstata y el colon son adenocarcinomas, y aproximadamente la mitad de los cánceres de pulmón.

Carcinoma escamoso

Es, por su parte, un carcinoma formado a partir de células de la superficie exterior de la piel o de aquellas que la recubren, como por ejemplo ocurre en los pulmones. Así, el cáncer escamoso de pulmón representa casi la otra mitad de tumores de estos órganos, la vejiga y los riñones.

Las células escamosas se ven planas, como escamas de peces, cuando se observan al microscopio.

Los carcinomas de células escamosas algunas veces se llaman **carcinomas epidermoides**. Existe un **epitelio** (conjunto de células epiteliales) especial llamado de transición, y de este derivan algunos cánceres de vejiga, de los uréteres y de los riñones.

SARCOMAS

Los cánceres también se pueden originar de las llamadas «partes blandas» de nuestro cuerpo, así como en los huesos. Son los denominados **sarcomas**.

Para concretar, lo que llamamos partes blandas incluyen:

- Los músculos.
- El tejido adiposo (la grasa).
- Los vasos sanguíneos.
- Los vasos linfáticos.
- El tejido fibroso (por ejemplo, tendones y ligamentos).

En cuanto al cáncer de hueso, el más frecuente es el **osteosarcoma**, mientras que de las partes blandas tenemos el **rabdomiosarcoma** (músculo esquelético, de contracción voluntaria), el **leiomiosarcoma** (músculo liso, de contracción involuntaria), el **liposarcoma** (del tejido graso), el **dermatofibrosarcoma**, el **histiocitoma** y el **sarcoma de Kaposi**.

OTROS TUMORES MALIGNOS DE LAS PARTES BLANDAS
Aunque no los llamemos sarcomas, también existen otros tumores malignos que nacen en las partes blandas: el **melanoma**, que aparece en la piel pero también en el ojo (melanoma ocular uveal); el **glioma**, que es el tumor del cerebro por excelencia, originado a partir de las células gliales de sostén y no derivado de las neuronas; los **tumores germinales** derivados de las células que forman los espermatozoides o los óvulos y los **tumores neuroendocrinos** y **carcinoides**, que secretan hormonas y otras sustancias.

TUMORES DE LA SANGRE Y LOS GANGLIOS
Finalmente, tenemos **los tumores de la sangre** y **los ganglios linfáticos**, que, por sus características moleculares y el grado de precisión en su diagnóstico, por decirlo de un modo coloquial, «comen aparte».

Leucemias
Son cánceres que se originan en las células que forman la sangre en la médula ósea. Las leucemias no forman una masa sólida (tumor) como los otros cánceres, y de forma simplificada se clasifican según la velocidad de progresión de estas (**aguda o crónica**) y el **tipo de célula sanguínea** en donde empieza el cáncer, una célula **linfoide** (linfoblástica) o **mieloide**.

Linfomas

Por su parte, los **linfomas** derivan de los **linfocitos** (del tipo R o B) y son células del sistema inmune, congregados principalmente en los **ganglios linfáticos** y en los **vasos linfáticos**.

De manera sencilla se dividen en:

- **Linfoma de Hodgkin** (caracterizado por la presencia de células de Reed-Sternberg).
- **Linfoma no Hodgkin** (que engloba muchos subtipos de linfoma).
- **Mieloma múltiple.** Deriva de las células plasmáticas, otro tipo de células inmunitarias que se acumulan en la médula ósea y acaban formando tumores que subsisten en los huesos.

Después de estas breves descripciones, mi deseo es que con todas estas denominaciones ese informe médico o de anatomía patológica que el paciente o familiar mira de forma disimulada antes de pasárselo al siguiente facultativo le parezca más comprensible y no le recuerde al jeroglífico de la factura de la luz.

¿CÓMO SE CLASIFICA Y DETERMINA EL ESTADO Y AVANCE DE UN TUMOR?

El conocimiento es poder. Saber cuán extendido está el cáncer proporciona al personal sanitario y al paciente la mejor información para decidir cómo tenemos que proceder en cada caso. El estadio de un tumor se refiere a cuán grande es y si se ha «escapado» del lugar donde se inició. El médico y su equipo determinarán mediante la exploración y todos los métodos complementarios necesarios el tamaño del tumor y si se trata de un tumor localizado, que ha llegado a los ganglios linfáticos o se ha fugado más allá de estos. Radiografías, TAC, gammagrafías, ecografías, análisis de sangre y biopsias (tanto precirugía como durante la cirugía, también llamadas perioperatorias) determinarán el estadio de la enfermedad neoplásica.

LA CLASIFICACIÓN TNM

Entre los sistemas de estadificación del cáncer destaca el denominado **TNM**: la **T** se refiere al **tumor**, la **N** al **ganglio linfático** (*node* en inglés) y la **M** a la **metástasis**. Si se consultan informes de patología de tumores, se verá la denominación TNM, en la que cada letra lleva un número adjuntado que proporciona el siguiente significado en combinación.

- **Respecto al tumor (T)**, tenemos TX (no puede medirse un tumor primario), To (no puede encontrarse un tumor primario) y los grados crecientes de tamaño tumoral T1, T2, T3 y T4. A veces, cada estadio numérico se puede dividir: por ejemplo, T2a y T2b.
- **Respecto a los ganglios linfáticos cercanos al tumor (N)**, podemos encontrar NX (no puede medirse el cáncer en los ganglios), No (no hay cáncer en los ganglios linfáticos cercanos) y las siglas crecientes N1, N2, N3, que indican un número cada vez superior de ganglios afectados.
- **Respecto a la metástasis (M)**, leeremos MX (no puede medirse la metástasis); Mo (el cáncer no se ha escapado a lugares distantes del organismo) y M1 (presencia de metástasis alejadas del sitio primario).

Con todo esto, ahora ya podemos descifrar un poco el enigma del informe: un tumor T1NoMo es un tumor localizado con ganglios negativo y metástasis negativo donde la cirugía en solitario puede ser plenamente curativa en un 90 % de los casos. En cambio, un cáncer T4N3M1 representa un tumor muy grande con afectación de muchos ganglios y presencia de metástasis a distancia, lamentablemente con mal pronóstico.

LA DIVISIÓN DEL CÁNCER EN ESTADIOS

Esta clasificación TNM es ampliamente usada, aunque también compite con otras estratificaciones aún más simples, como dividir el cáncer en cinco estadios:

- **Estadio o**, existen células anormales presentes, pero no han alcanzado el tejido vecino (será equivalente al cáncer *in situ*).
- **Estadios I, II y III**, de acuerdo con el tamaño incremental del tumor.
- **Estadio IV**, cuando ya existen metástasis.

TUMORES CON FORMAS DE ESTADIAJE ESPECÍFICAS

Existen tumores especiales con formas de estadiaje propias, como los **gliomas** (tumores cerebrales) y el universo aparte de las **leucemias,** pero cabe mencionar otras dos clasificaciones usadas en dos tumores frecuentes: **cáncer de colon** y **melanoma.**

CÁNCER DE COLON

En el cáncer de colon, incluyendo también el cáncer de recto, tenemos la **clasificación de Dukes.** En esta, un Dukes A significa que no llega a la capa muscular de la pared digestiva (muscular propia); Dukes B1 ha llegado a la capa muscular propia; Dukes B2 sobrepasa la muscular propia; Dukes C1 es un B1 con afectación de ganglios; Dukes C2 es un B2 con metástasis ganglionares; y Dukes D ya presenta metástasis a distancia (hígado, peritoneo, pulmón...). Y, a medida que aumenta el estadio de Dukes, disminuye la supervivencia esperada del paciente.

MELANOMA

Dentro del melanoma tenemos la **profundidad de Breslow** (o **grosor de Breslow**), que nos indica cuánto se hunden las células tumorales hacia dentro de la piel. Dividido en profundidades de I (menor de 0,75 mm) a V (mayor de 3 mm). A mayor penetración, peor pronóstico.

Respecto a las clasificaciones que acabamos de ver, la conclusión obvia es que todas estas clasificaciones nos hacen darnos cuenta de que, cuanto antes detectemos un tumor, más probabilidades de curación tenemos.

¿QUÉ ES LA METÁSTASIS?

La **metástasis** es una palabra que da miedo, y con razón. Pero un porcentaje de pacientes con metástasis ya se han curado. Debemos informarnos de si existe una metástasis solitaria o si es múltiple; y si afecta a un órgano inaccesible para el médico y demasiado vulnerable o el tumor ha colonizado un tejido más prescindible. Pero rebobinemos y empecemos por la definición:

El proceso metastásico consiste en que células cancerosas del tumor original abandonan su lugar de origen y van a parar a otro tejido, donde instalan su colonia (la metástasis).

No se trata de una colonia comercial beneficiosa para nosotros, sino destructora de la civilización previa, del órgano que la ha albergado. El 90 % de los pacientes con cáncer no mueren como consecuencia del tumor primario, sino debido a las metástasis.

Es, de hecho, un escenario habitual del oncólogo médico, ya que si el tumor es solo regional puede ser completamente extirpado en el acto quirúrgico.

Por todo lo que acabamos de ver, la investigación de las metástasis es una de las áreas biomédicas más candentes en la actualidad y constituye una auténtica **necesidad médica sin respuesta** (en inglés, *unmet medical need*).

CÓMO SE PRODUCE LA METÁSTASIS

La célula tumoral usa muchos mecanismos para escaparse de su lugar de nacimiento.

Por ejemplo, emplea una especie de «tractores» o «tanques» moleculares que rompen los lazos y ataduras que ligan a las células entre sí, destruyendo también el muro (lámina basal) que las encierra. Estas armas se llaman **proteasas**.

Sin embargo, también pierden el pegamento intercelular que las mantenía cohesionadas: unos receptores entre las membranas de las células, como la E-cadherina, que se pierden cuando el tumor progresa.

Son, en definitiva, procesos complejos que siguen mecanismos de macroevolución porque la célula, que ahora ha colonizado un tejido lejano, vuelve a cambiar para crecer en ese ambiente distinto. Ya lo dice el dicho: «Si vas a Roma, haz como los romanos», y eso es lo que ocurre: la célula epitelial alterada, típica de los carcinomas, se transforma en una célula más fluida llamada mesenquimal, y luego en el órgano distante vuelve a disfrazarse de epitelial.

LAS VÍAS DE LA METÁSTASIS Y CÓMO LAS UTILIZA

Las metástasis suelen usar dos tipos de «carreteras» cuando se han librado de sus primeras ataduras: los **vasos sanguíneos** y los **vasos linfáticos**. Por suerte, los segundos tienen unos «peajes», los mencionados **ganglios linfáticos**, que son muchas veces capaces de **retener a las células tumorales** en su red y evitar que lleguen más allá.

Sin embargo, en ocasiones las células tumorales son tantas o tan «tramposas» que sobrepasan también esta barrera y, a través de la sangre y la linfa (un líquido transparente que recorre los vasos linfáticos y contiene moléculas proteicas, lípidos y otras sustancias por todo el cuerpo, en especial glóbulos blancos), navegan como corsarias despiadadas. A pesar de ello, nuestro sistema inmune todavía puede cazarlas y eliminarlas, aunque si se escapan de este ya solo quedará para defendernos la resistencia de los «nativos», o lo que es lo mismo, las células del tejido diana donde migran las células tumorales huidas quieren colonizar (el hueso, el cerebro, el hígado...).

Recordemos, por otro lado, que además cada tipo de tumor suele tener apetencia por un tipo de playa o destino deseado al que llegar. Así, **el cáncer de colon invade el hígado, el cáncer de mama, la costilla..., y, usualmente, solo al final llegan al santuario más sagrado: nuestro cerebro.**

Y no olvidemos tampoco que, aunque acabo de explicar este fenómeno de la expansión de la metástasis como un proceso lineal y progresivo, también existen de vez en cuando algunos tumores pequeños, aparentemente inofensivos, que pueden originar disimuladamente una metástasis: esta diseminación temprana también es otro foco de interés en los laboratorios.

TRATAMIENTO DE LA METÁSTASIS

Lamentablemente muchos de los fármacos que se han desarrollado en las últimas décadas han partido del conocimiento de los tumores primarios y no de las metástasis, por lo que no están personalizados para tratarlas.

Algunos sí que han demostrado eficacia para hacer frente a la enfermedad diseminada, como las terapias con el medicamento Herceptin (trastuzumab) contra el oncogén HER2 en cáncer de mama metastásico, y también resulta esperanzador ver cómo la comprensión de los mecanismos de metástasis originará con el tiempo fármacos mejores.

En este sentido, el tratamiento del melanoma y del cáncer de pulmón metastásico usando **inmunoterapia representa un paso importante** que abre la puerta a la esperanza. Un espíritu que tenemos que mantener.

Afortunadamente, puedo asegurar que tengo la inmensa alegría de conocer a algunos pacientes que presentaban metástasis en el momento en el que se les hizo el diagnóstico y que, a pesar de ello, siguen vivos diez años después. Deseemos que sean muchos más en un futuro cercano.

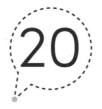

¿PUEDE UNO DETECTAR POR SU CUENTA EL CÁNCER?

Hay algunas personas que, cuando les duele la cabeza, piensan que tienen un tumor. En la sociedad actual estamos mucho más concienciados sobre nuestra salud y mucho más atentos a los cambios de nuestro cuerpo, lo cual constituye un campo abonado para los hipocondríacos que creen que cualquier molestia es una enfermedad, y casi siempre grave.

Ahora bien, el temor a pasarnos sobrediagnosticándonos tampoco nos tiene que hacer perder las riendas de nuestro destino o quedarnos cortos al respecto. Es decir, si sospechamos del inicio de un proceso tumoral, acudamos a nuestro médico habitual para que nos lo descarte o confirme.

No me cansaré de recordar que **un cáncer detectado de forma precoz es un cáncer curable.**

Así pues, un tumor que «asoma la nariz» con el síntoma del dolor quizás esté ya demasiado avanzado, por lo que estar atentos a las pistas, como si fuéramos un detective, será lo que nos permita deducir su existencia.

ALGUNAS «PISTAS» DEL CÁNCER

A la hora de señalar las claves e indicios ante los que tenemos que estar atentos, lo que puedo destacar es que muchos de ellos los descubriremos en el baño, o en la ducha, al mirarnos desnudos en el espejo, o cuando nuestra pareja contemple nuestro cuerpo.

Por ejemplo, cuando la mujer bajo el chorro tonificante de la ducha matinal se pone el jabón en la axila y desde esta se desplaza al pecho, en ese gesto podría detectar un pequeño bultito en el seno si lo hubiere. Si siempre ha estado ahí desde hace muchos años, podemos estar tranquilos, pero si es nuevo debe acudir al médico. Recordemos que existen muchas consistencias distintas de las mamas, unas más duras y otras más blandas, la pista es **detectar si se ha producido un cambio**.

También podríamos percibir la presencia de un **enrojecimiento persistente** (típico del cáncer de mama inflamatorio), una **transformación de la textura** del seno o un **cambio de forma o tamaño** del pecho y/o del pezón.

En cuanto a otros tipos de tumores, fijémonos, por ejemplo, en **las pecas y los lunares: ¿han cambiado de forma?, ¿ha crecido alguno nuevo?, ¿tienen los bordes irregulares?** Como he dicho, nuestra pareja nos puede ayudar a observar aquellos de nuestra espalda que se nos escapan a la vista, y hacerles una foto con los móviles nos ayuda a recordar cómo eran hace unas semanas. ¿Son los mismos o han crecido y mutado su aspecto? Si esto sucede, es buen momento de consultar a nuestro médico de cabecera o al dermatólogo.

Y, si nos movemos de la ducha y el lavabo al inodoro (WC para los que saben idiomas), también nos podemos preguntar: **¿he cambiado mis hábitos de defecar en las últimas semanas? ¿Estreñimiento prolongado o diarrea continua? ¿Y esas manchas rojas en las heces?** Ver sangre en las heces, sobre todo si es de color rojo brillante o escarlata, suele ser debido a las hemorroides o almorranas, pero si es sangre más oscura puede indicar un proceso tumoral en el recto o el colon.

¿Y al orinar? ¿Me cuesta más? Puede ser que con la edad la próstata no perdona, pero también podría señalar un tumor de esta. Si en la orina aparecen gotas de sangre, sin duda se debe acudir inmediatamente al médico. Lo mismo podemos decir en hemorragias vaginales en mujeres que tenían hasta ahora ritmos menstruales matemáticos o en la posmenopausia.

Bueno, pues ya salgo del baño y saludo a todo el mundo. **Y esta ronquera...**, llevo tres semanas con ella, **o esta tos** que me acompaña desde hace un mes... Todas son señales de que debemos consultar al personal sanitario para descartar un proceso tumoral de una infección o una enfermedad crónica respiratoria.

Me siento a desayunar y **no tengo apetito...** no es lo normal. Además, **me cuesta tragar los alimentos,** y después las digestiones, aunque la ingesta sea leve, son excesivamente pesadas y largas. A veces puede haber cierto dolor abdominal: todos son avisos de que tenemos que acudir al médico para que nos haga un chequeo. Y si se ha perdido peso sin ninguna causa evidente al mismo tiempo que existe una debilidad general, no valdrán excusas y deberemos visitar al doctor inmediatamente.

Como podemos comprobar, los síntomas son muy variados y hay muchos tumores silenciosos que no dan la cara hasta los estadios finales, como por ejemplo, el cáncer de páncreas, mientras que hay otros muchos que podemos ver aparecer casi desde el inicio, como por ejemplo, el cáncer de piel.

No obstante, también quiero recordar aquí que no tenemos por qué asustarnos de forma innecesaria: muchos de los síntomas explicados seguramente no serán debidos a ninguna clase de cáncer, pero **conviene descartar su existencia**. Porque, si nos duele la cabeza, lo mejor es que primero tomemos un analgésico como la aspirina o el paracetamol, y si no se nos pasa (un 1 % de los casos), volvemos a hablar.

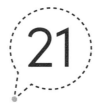

¿ES CIERTO LO QUE HE LEÍDO EN INTERNET SOBRE EL CÁNCER?

Ya decía el dicho popular que «las pistolas las carga el Diablo», y ahora podemos añadir que Internet también. Tenemos al alcance de las yemas de nuestros dedos miles de páginas web que nos hablan de centenares de enfermedades y de métodos milagrosos para curarlas. Muchas de ellas son producto de desalmados que, buscando un beneficio económico, se aprovechan de las personas más débiles, como aquellas que sufren una enfermedad grave, así como de sus familiares y amigos que velan por ellos.

¿Quién no lo daría todo por ver curado a su hijo? Por todo esto debemos ser especialmente precavidos para que no nos tomen el pelo y nos vendan inocua agua del grifo como tratamiento contra todos los cánceres, eso sí, en una preciosa botellita con una etiqueta deslumbrante.

¿CUÁLES SON LAS FUENTES MÁS FIABLES?

Las fuentes más fiables de información sobre el cáncer en Internet son aquellas dependientes de organizaciones sanitarias públicas con una larga trayectoria en la investigación, la prevención, el diagnóstico y el tratamiento de los tumores.

Entre estas cabe mencionar a:

- La Organización Mundial de la Salud (OMS).
- La Sociedad Americana contra el Cáncer (ASC).
- La Sociedad Americana de Oncología Clínica (ASCO).
- La Sociedad Europea de Oncología Médica (ESMO).
- La Sociedad Americana para la Investigación del Cáncer (AACR).
- La Sociedad Europea (EACR) para la Investigación del Cáncer.
- El Instituto Nacional del Cáncer de los Estados Unidos (NCI).
- La Agencia Internacional de Investigación del Cáncer (IARC).
- Institutos nacionales de la Salud de los Estados Unidos (NIH).
- Asociaciones, fundaciones e institutos dependientes de los ministerios de Sanidad o de Salud de cada país.

Muchas de estas páginas están disponibles en varios idiomas, por lo que su consulta es relativamente accesible.

Para tipos de tumores específicos, las mencionadas organizaciones y otras disponen de secciones o sociedades específicas para los tipos de cánceres más frecuentes, como el cáncer de pulmón, de mama y colorrectal, pero también para el resto de tumores.

Todas estas páginas son gratuitas, y esto es algo que quiero remarcar: **no confiemos NUNCA en aquellas páginas que nos solicitan un pago por la información** o nos piden nuestros datos económicos particulares.

¿PODEMOS HALLAR LA SOLUCIÓN AL CÁNCER EN INTERNET?

De igual manera que los caballeros de la Mesa Redonda buscaban el Santo Grial y no pocas catedrales, conventos y castillos dicen albergarlo, si bien no está demostrado que alguien lo posea en realidad, muchas páginas web os asegurarán que tienen la solución del cáncer. Y estaréis tentados de creerlos. El Demonio detecta nuestro momento de máxima flaqueza y, sentado en nuestro hombro, susurra palabras seductoras en nuestra sedienta oreja. Y todos podemos caer.

Pero lamentablemente **ninguno de estos tratamientos extraños ha demostrado su eficacia para tratar un cáncer** donde la medicina científica basada en la evidencia ya no puede hacer más.

El paciente siempre es libre de recibir el tratamiento que crea más conveniente, pero, por favor, recordemos que cada día nos cruzamos por la calle con gente feliz con vidas plenas que han superado un cáncer gracias a los tratamientos de la medicina moderna. Sed tan amables de hacerme caso en este punto: fiaos solo de las fuentes de información médica contrastadas.

¿CÓMO SE DIAGNOSTICA
UN CÁNCER?

Ante la sospecha de la existencia de un cáncer en un paciente, el médico debe realizar el diagnóstico confirmatorio de este y empezar a orientar la terapia adecuada. Estos son, habitualmente, los pasos que se siguen.

ENTREVISTA AL PACIENTE

La primera parte de la diagnosis del cáncer es la **entrevista al paciente** (también llamada **anamnesis**). En ella, observaremos varios aspectos y, también, preguntaremos al paciente. Estos son los aspectos clave que tendremos que valorar en la entrevista:

- La **edad del paciente** contribuirá a inclinarnos hacia un diagnóstico u otro. Por ejemplo, una persona mayor puede tener cáncer de próstata, pero no un niño; en cambio, en un adolescente sospecharemos un sarcoma o una leucemia.
- Después tenemos que hacer el **árbol genealógico**, es decir, rastrear en los antecedentes familiares a lo largo de tres generaciones para comprobar, por ejemplo, si se acumulan tumores de mama u ovario a una edad relativamente precoz, en cuyo caso podemos sospechar la existencia de un tumor

de estos tipos dentro de un cuadro familiar asociado a mutaciones hereditarias de los genes BRCA1 y BRCA2.

- A continuación interrogamos al paciente sobre sus **hábitos
de conducta y alimentación**; por ejemplo, si es un fumador
empedernido nos enfocaremos más hacia el cáncer de pulmón, de cabeza y cuello o de vejiga.
- Y además de sus hábitos alimenticios, también preguntaremos al paciente sobre sus **hábitos de micción y defecación.**

Respecto a la entrevista, conviene señalar que no es solo tarea
del doctor. Es decir, no se trata de un acto unilateral en el que
nosotros, como pacientes, tengamos un papel pasivo. Al contrario, lo deseable y recomendable es que el paciente también sea
activo en esta entrevista y pueda aportar su parte, añadiendo y
comentando todo lo que considere oportuno sobre su estilo de
vida, los síntomas que sufre, su percepción... Solo él o ella conocen su vida en toda su extensión y, por peregrinos que puedan
parecer o alejados del tema de su enfermedad, hay datos que, si
se mencionan por propia iniciativa, pueden resultar de gran ayuda. Dicho de otro modo, el doctor, quien realiza el diagnóstico,
está buscando algo, pero no sabe qué, y toda aportación extra de
información es bien recibida y, en ocasiones, en ella puede residir
la clave del diagnóstico. Pongamos un ejemplo evidente: «Mire,
doctor, es que yo llevo trabajando veinte años en esta fábrica de
pinturas industriales y...». Todo ello ayudará al facultativo en su
diagnóstico.

EXPLORACIÓN FÍSICA

Tras la entrevista, se procederá a la exploración física detallada.
Sin vergüenzas, porque los médicos han visto ya de todo.

- **Peso y talla:** ¿son los esperados para su edad?
- Una **inspección detallada de la piel** para controlar los lu-

nares, engrosamientos anormales de la piel, enrojecimientos extraños cutáneos...

- También tomaremos el depresor bucal y observaremos a fondo **la cavidad oral.**
- Comprobaremos igualmente **los reflejos.**
- También observaremos detenidamente **los ojos,** fijándonos en el fondo de ojo y los colores de la esclerótica e, igualmente, en la membrana que recubre el ojo, que se vuelve amarilla por los problemas hepáticos.
- Después, con el fonendoscopio, «escucharemos» a **los pulmones y el corazón.**
- Por último, deprimiremos (es decir, presionaremos) **la barriga** del paciente para ver si le duele, y dónde, y si el hígado es demasiado grande.

PRUEBAS COMPLEMENTARIAS

Tras estos pasos previos, ya tendremos seguro muchas pistas. Y es en este momento cuando empezaremos a programar las pruebas complementarias, más caras y que, en algunos casos, requerirán más tiempo de diagnóstico.

Pueden ser de muy diversos tipos:

PRUEBAS DE LABORATORIO

Las primeras pruebas de este tipo deben hacerse en sangre para descartar una leucemia o, en los próximos años, biopsias líquidas para desvelar marcadores moleculares de tumores sólidos en adición a marcadores tumorales clásicos, como el antígeno carcinoembrionario (ACE o CEA) en cáncer de colon, el CA-125 (cáncer de ovario), el CA 15-3 (cáncer de mama), la alfa-fetoproteína (AFP) en cáncer de hígado y el PSA (en cáncer de próstata).

También podemos buscar biomarcadores de cáncer en otros líquidos biológicos, como la orina, el líquido cefalorraquídeo, el líquido pleural, el eyaculado, el esputo o la saliva, y, por supuesto, en las heces en el caso de seguir el rastro a tumores del aparato digestivo.

ESTUDIOS DE IMÁGENES

Como vamos ya encaminados, tras estas pruebas de laboratorio serán a continuación importantes los estudios de imágenes para «ver» verdaderamente el tumor.

Pueden ser también, como es fácil imaginar, de muy diversos tipos: podemos realizar una **placa de tórax de rayos X** (la radiografía clásica) o ir a la **tomografía axial computarizada (TAC)**, donde una máquina de rayos X conectada a un ordenador toma imágenes detalladas de nuestros órganos en forma de secciones. A veces se suministra un tinte o material de contraste para hacer destacar algunas zonas internas del cuerpo o del órgano. O también se puede proceder con la **exploración nuclear**, donde una máquina llamada **escáner** detecta la radiactividad procedente de una pequeña inyección para generar imágenes de los huesos y órganos en un ordenador. O usar la **resonancia magnética (RM)**, donde un imán potente conectado a un ordenador reconstruye nuestro interior. E incluso realizar una tomografía por **emisión de positrones (TEP o PET)**, en la que el ordenador recrea nuestros órganos a partir de las señales de un material radiactivo ingerido bajo control. E, idealmente, usar la inofensiva **ecografía**, en la cual la máquina («el ecógrafo») emite ondas de sonido inaudibles para nosotros que rebotan en nuestros órganos. Igual que nuestra voz en un barranco permite, por el tiempo que tarda en volver el eco, determinar la distancia, aquí la ecografía, por el «rebote», permite dibujar nuestras estructuras internas (como hacen los murciélagos para no chocarse con las estalactitas en las cuevas).

BIOPSIA

Tras todas estas pruebas, cuando el tumor ha sido localizado, procederemos a su **biopsia siempre que sea posible** para que el patólogo del hospital determine su origen exacto.

Las biopsias pueden realizarse con una aguja o **punción**, mediante un tubo delgado, flexible y luminoso llamado **endoscopio**, o **usando una cirugía menor** para escindir la tumoración que se debe estudiar.

Como hemos visto, empezamos por lo más simple y lo que menos molesta al paciente para evitar molestias y gastos innecesarios y, a medida que profundizamos en el tipo de dolencia del paciente, nos vamos internando en procedimientos cada vez más molestos, invasivos o costosos. Pero esto solo lo hacemos únicamente cuando es necesario. Porque de lo que se trata es de aumentar el tiempo de vida de las personas, pero también su calidad de vida.

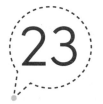

¿ES OPERABLE MI CÁNCER? SI MI CÁNCER NO SE PUEDE OPERAR, ¿DISMINUYEN SIEMPRE MIS POSIBILIDADES DE SUPERARLO?

El cáncer operable (o resecable) se refiere a **tumores que pueden ser extirpados mediante cirugía**. Serán aquellos donde hay pruebas de que las células tumorales no se han extendido a los ganglios linfáticos cercanos ni a otros órganos del individuo.

Un cáncer que estaba localizado en su zona de origen y que se ha extirpado quirúrgicamente por completo presenta un porcentaje de curación superior al 90 %.

OPERAR EL CÁNCER

Durante el acto quirúrgico, el cirujano suele enviar a analizar muestras localizadas entre el borde del tumor que está extirpando y el tejido normal colindante para estar seguro de que «los márgenes están limpios» (ausencia de células tumorales infiltrantes). Esas muestras serán estudiadas por el patólogo durante la operación antes de «cerrar» al paciente (biopsia perioperatoria), aunque cabe señalar que hoy en día para tumores pequeños fácilmente eliminables se tiende cada vez más a sustituir la cirugía «abierta» clásica por las técnicas quirúrgicas laparoscópicas.

CIRUGÍA LAPAROSCÓPICA VS. CIRUGÍA TRADICIONAL

El procedimiento en esas **operaciones mediante laparoscopia** es el siguiente: un pequeño tubo entra por un orificio natural o una pequeña incisión para que, con la ayuda de una cámara y de bisturís de última generación, los cirujanos sean capaces de proceder a la extirpación (también llamada **exéresis**) del tumor.

La cirugía laparoscópica tiene la ventaja frente a la tradicional de que está asociada a menor dolor, y se disminuyen además otras complicaciones postoperatorias.

¿SE PUEDEN LLEGAR A OPERAR LOS TUMORES INOPERABLES?

Es importante reconocer que, a veces, incluso aunque el cáncer no se haya evadido de su lugar de origen, el tumor puede no ser extirpable por diversas causas, tales como su cercanía a estructuras vitales, la falta de accesibilidad física para los cirujanos u otros problemas de salud concomitantes que presenta el paciente.

De forma positiva, podemos decir que tumores **inicialmente inoperables** se pueden volver operables en ciertos casos si proporcionamos **quimioterapia previa**.

Por ejemplo, en cáncer de mama, desde la primera década de los años ochenta se puede administrar quimioterapia antes de la cirugía (denominada **quimioterapia preoperatoria** o **neoadyuvante**) en las pacientes con enfermedad localmente avanzada (cáncer de un tamaño superior a cinco centímetros, enfermedad invasiva localmente o con ganglios afectados). La idea es que este tratamiento farmacológico reduce el volumen del tumor, permitiendo una cirugía más eficaz que además resulte menos agresiva para la mujer.

CIRUGÍA DE LA METÁSTASIS

También debemos romper una lanza por los avances en la cirugía de la metástasis. El objetivo de esta sería reducir y retardar el número de complicaciones en el paciente al extirpar todas las masas tumorales visibles.

Esta cirugía estaría indicada en personas en buena forma física con pocas metástasis y accesibles al bisturí.

Se podría aplicar en tres tipos de metástasis: cerebrales, pulmonares y hepáticas.

- En las **metástasis cerebrales** podría usarse si estamos hablando de una metástasis única cuya extirpación no debería dejar secuelas.
- En las **metástasis pulmonares** podrá recomendarse para metástasis localizadas en un mismo lóbulo del pulmón que podrían ser incluso accesibles por laparoscopia torácica (toracoscopia).
- Respecto a las **metástasis hepáticas**, al ser el hígado el órgano que «filtra» las células cancerosas del colon, y si se trata de una metástasis solitaria que se puede extirpar, esto hace que la supervivencia pueda mejorar notablemente.

Buenas noticias dentro de las malas noticias.

24

¿HAY DIFERENCIAS EN EL CÁNCER ENTRE HOMBRES Y MUJERES?

Pues sí, existen diferencias claras por muchos motivos. Uno es evidentemente el anatómico, pues las mujeres tienen **ovarios, endometrio, cérvix y vulva**, órganos de los que el varón carece. Por tanto, ellas están en riesgo de tener cáncer de cuerpo uterino, de cuello uterino y de vulva, mientras que los hombres, no.

Y, por supuesto, los varones tienen **próstata y testículos**, y por tanto pueden padecer cáncer de próstata y de testículo (de tipo seminoma o no seminoma), mientras que ellas se librarán de estos.

¿Y el cáncer de pecho? Glándulas mamarias poseemos tanto hombres como mujeres, pero las femeninas están mucho más desarrolladas, preparadas para realizar su principal función, que es producir la leche para el bebé, mientras que las de los varones están aletargadas. De esta forma, **el cáncer de mama es frecuente en las mujeres, pero también puede suceder en algún hombre.** Los varones con cierta ginecomastia (incremento del tamaño de la glándula mamaria) podrían estar en mayor riesgo para esta condición.

DIFERENCIAS TAMBIÉN EN LOS ÓRGANOS COMUNES

Si miramos a los órganos compartidos, veremos algunas referencias remarcables en la frecuencia de algunos cánceres según el género de la persona. Por ejemplo, la inmensa mayoría de tumores de la laringe lo padecen los varones, mientras que el cáncer de tiroides es casi exclusivo de la mujer. Y tanto unos como otros poseen laringe y tiroides.

Estas diferencias también se observan en otros tumores de forma clara: el cáncer de hipofaringe, el sarcoma de Kaposi, labio y vejiga urinaria son de prevalencia masculina, mientras que los de vesícula biliar y ano son preferentemente femeninos. La ciencia todavía discute las causas de este fenómeno.

LOS CÁNCERES HEREDITARIOS

Es interesante plantearnos el dilema hombre-mujer desde el punto de vista de los síndromes hereditarios de cáncer. Por ejemplo, en el cáncer de mama y ovario familiar asociado a mutaciones germinales de los genes BRCA1 y BRCA2, tanto los varones como las mujeres llevan el gen alterado, pero la incidencia del tumor mamario en el hombre no parece especialmente aumentada. Los varones, así pues, actuarían más que nada como portadores relativamente sanos de la enfermedad de forma un poquito similar a la hemofilia, donde las mujeres llevan el gen tocado («portadoras»), pero la enfermedad se manifiesta en los hombres. Solo hace falta repasar el árbol genealógico de la familia real británica para comprobar este curioso caso de herencia.

LA CLAVE DE LAS DIFERENCIAS: LOS CROMOSOMAS

Pero, vamos a ver, ¿en qué somos distintos hombres y mujeres para explicar distintas frecuencias de cáncer?

Pues en muchas cosas. Para empezar, las mujeres tienen dos cromosomas X, y los varones un cromosoma Y; es decir, hay una **diferencia de la dotación genética**. Además, los hombres están sometidos al influjo de una hormona, la testosterona, mientras que las mujeres se ven influenciadas por dos hormonas distintas, el **estrógeno** y la **progesterona**.

Y más cosas: si hemos dicho que la inmunidad es importante para erradicar las células tumorales cuando son pocas, es conocido que las mujeres tienen una mayor frecuencia de enfermedades autoinmunes (como el lupus eritematoso sistémico) y quizás ello también afecte al riesgo de cáncer.

De acuerdo, pero ¿quién tiene más riesgo de sufrir cáncer? La respuesta hasta ahora es clara: los varones.

¿POR QUÉ LOS VARONES ESTÁN MÁS EN RIESGO?

Este hecho se ha atribuido a muchos factores, pero quizás el principal sean los malos hábitos que estos han mantenido durante muchas décadas: tabaquismo, alcoholismo, alteración de los ritmos sueño-vigilia, exposición a productos químicos laborales...

Pero hoy en día la sociedad actual ha cambiado y estas conductas están siendo en parte asumidas por las mujeres, por lo que **la incidencia del cáncer femenino está aumentando en los últimos años**.

Cabe citar, en este sentido, que hoy en día mueren más mujeres por cáncer de pulmón asociado a fumar que por cáncer de mama. Un dato terrible, pero reversible con las políticas adecuadas de prevención del hábito tabáquico.

Por último, quisiera añadir unas cuantas cifras que muestran las diferencias y semejanzas entre sexos:

- Los tres tumores más frecuentes en los varones son el cáncer de próstata, de pulmón y de colon, por este orden, mientras que en las mujeres lo son el de mama, de pulmón y de colon.

- Los cuatro tipos de cáncer más mortales en los varones son pulmón, próstata, colon e hígado, mientras que en las mujeres observamos como causa de mortalidad los tumores del pulmón, de mama y de colon.

Tan iguales y tan distintos.

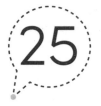

¿EXISTEN PARTICULARIDADES EN EL CÁNCER SEGÚN LA EDAD DE QUIEN LO PADEZCA?

El cáncer es una enfermedad asociada al envejecimiento. El principal factor de riesgo de desarrollar un tumor es una larga vida, y, cuanto más tiempo viva una persona, más probable es que se introduzca un «error» en los engranajes que controlan la proliferación y función de nuestras células.

Por este motivo, el pico máximo de incidencia de cáncer en las sociedades occidentales desarrolladas se encuentra alrededor de los sesenta o sesenta y cinco años. Este hecho explica que el cáncer en niños sea infrecuente, pues no ha habido suficiente tiempo para desarrollarlo, aunque lamentablemente también puede ocurrir.

EL CÁNCER INFANTIL

El cáncer infantil es la principal causa de muerte en esta población, a pesar de que se curan el 75-85 % de los casos diagnosticados, un porcentaje superior al del adulto, que es de alrededor de un 60 %.

La buena noticia es que las cifras de supervivencia al cáncer infantil van aumentando año tras año, siendo por ejemplo del 90 % para la leucemia linfoblástica aguda (LLA, o ALL en inglés) o el linfoma no Hodgkin. Se nos resisten algunos tumores como el glioma pontino intrínseco difuso (un tipo de tumor cerebral) o los sarcomas metastásicos.

Como he comentado que el envejecimiento no es una causa del cáncer infantil por razones obvias y los hábitos tóxicos aún no se han desarrollado, podemos imaginarnos dos posibles causas de este: una posibilidad es que la madre durante el embarazo haya estado expuesta a una sustancia mutagénica o a la radiación ionizante, pero en un número considerable de casos puede tratarse de un tumor hereditario dentro de síndromes familiares como el síndrome de Li-Fraumeni, el síndrome de Beckwith-Wiedemann, la anemia de Fanconi, el síndrome de Noonan o el síndrome de Von Hippel-Lindau.

Tenemos también que prestar especial atención a los niños con síndrome de Down, que poseen tres cromosomas 21 en vez de los dos esperados, porque tienen una mayor probabilidad de padecer leucemia.

LA ONCOLOGÍA EN ANCIANOS

Finalmente, cabe recordar que, en el otro extremo de la vida, el **cáncer de próstata es el tumor que muestra su cara clínica a una edad más avanzada.**

El mundo de la oncología en el anciano es un área de creciente interés en la sanidad debido a que la pirámide poblacional muestra un envejecimiento de la población en los países occidentales.

El problema radica en que se trata de pacientes frágiles que a menudo no toleran el tratamiento de su cáncer, y puede suceder que el médico se vuelva más conservador y los trate aún más delicadamente no ya para aumentar su tiempo de vida, sino su calidad de vida.

Imaginemos, por ejemplo, una persona de ochenta y cinco años con un cáncer de próstata que crece muy lentamente, la realidad es que es más probable que ese hombre muera de otra enfermedad antes que por este tumor.

Además, todos estos conceptos están cambiando en los últimos años, porque existen personas de edad avanzada que conservan un estado de salud envidiable, por lo que no habría motivo para que médicamente no se les ofreciera la elección de si quieren recibir una terapia más agresiva. En resumen, se trata de cuestiones complejas de bioética, sociología y filosofía que van más allá de lo explicado en este modesto libro.

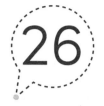

¿QUÉ ES LA QUIMIOTERAPIA? ¿CUÁLES SON LOS FÁRMACOS MÁS COMUNES CONTRA EL CÁNCER?

El tratamiento del cáncer implica **cirugía, radioterapia y quimioterapia**. Centrémonos ahora en esta última. La temida palabra *quimioterapia* significa que usamos fármacos contra las células tumorales buscando destruirlas (citotóxicos) o enlentecer su crecimiento (citostáticos).

ORIGEN DE LA QUIMIOTERAPIA

El inicio de la quimioterapia tiene algo de siniestro, aunque luego ha sido decisiva para curar el 90 % de los tumores de testículo y una buena parte de tumores de mama y neoplasias hematológicas; en las trincheras de la terrible Primera Guerra Mundial se usaba el denominado «gas mostaza» para lanzarlo sobre el enemigo y envenenar y matar a los adversarios. Dos jóvenes profesores del departamento de Farmacología de la Universidad de Yale (Estados Unidos) se dieron cuenta de que esa sustancia, una nitrosamida, causaba una bajada dramática del número de linfocitos. Entonces... ¡Un momento! ¡Podemos usarla para tratar la leucemia, pues es una enfermedad donde la persona desarrolla un crecimiento exagerado del número de linfocitos! Y así fue como de arma letal pasó a usarse para prolongar la vida de los pacientes de leucemia y de muchos otros. Ironías de la vida... y de la muerte.

PRINCIPALES FÁRMACOS DE LA QUIMIOTERAPIA

Vayamos al detalle de los principales fármacos de la quimioterapia.

Entre los derivados del «gas mostaza» original aún usamos la ciclofosfamida, el clorambucil, el melfalán y la ifosfamida. Todos ellos pertenecen a una familia de fármacos llamados **agentes alquilantes** (nada que ver con la renta de los pisos, sino con un grupo químico) y entre estos encontramos la dacarbazina, la lomustina, la estreptozocina, la procarbazina, la carmustina y la temozolomida. Como estos fármacos atraviesan bien la barrera hematoencefálica que protege el «santuario» de nuestro cerebro, se suelen usar para tratar los tumores de este precioso órgano (glioma) (sangre-cerebro).

Otra familia está formada por **sales del metal platino,** como son el carboplatino, el cisplatino y el oxaliplatino. Los dos primeros suelen usarse para tratar el cáncer de testículo y de ovario, mientras que el oxaliplatino se emplea en el cáncer colorrectal.

Una familia muy interesante de quimioterapéuticos es la formada por unos compuestos derivados de diversas plantas, los llamados **alcaloides:** de la planta *Vinca rosea* (*Catharanthus roseus*) se derivan los alcaloides de la vinca, como vincristina, vinblastina y vinorelbina, usados en leucemias y sarcomas; del árbol tejo del Pacífico (*Taxus*) obtenemos los taxanos, como el paclitaxel y el docetaxel, usados en cáncer de mama y pulmón; de la manzana de mayo o mandrágora americana derivaremos las podofilotoxinas, como el etopósido y el tenipósido; mientras que del «árbol de la felicidad» asiático (*Camptotheca acuminata*) obtendremos la camptotecina, el irinotecán y el topotecán, usados entre otros en el cáncer colorrectal.

Aunque es un dato poco conocido, en general algunos **antibióticos** (por tanto, productos también derivados de la naturaleza casi directamente) también tienen un efecto antitumoral, como las antraciclinas (doxorrubicina, daunorrubicina, epirrubicina, mitoxantrona e idarrubicina), la mitomicina y la bleomicina.

Finalmente, encontramos también fármacos de quimioterapia que interfieren en el metabolismo celular, son los llamados **antimetabolitos**, y en esta categoría se incluyen los antagonistas del ácido fólico (metotrexato), de las bases del ADN pirimidina (5-fluorouracilo, capecitabina y gemcitabina) y purina (6-mercaptopurina y 6-tioguanina). De entre todos ellos, podemos destacar que el 5-fluorouracilo es un fármaco comúnmente usado en la quimioterapia del cáncer de próstata.

Existen otros fármacos, pero creo que para nuestro crucigrama ya tenemos suficientes nombres enrevesados.

¿CÓMO ACTÚAN ESTOS FÁRMACOS?

La función de todos estos fármacos es **entorpecer las funciones de las células tumorales asociadas en su excesivo crecimiento**, así que muchos de ellos **interfieren en la división celular**, como el irinotecán (que inhibe las enzimas topoisomerasas necesarias para la replicación del ADN) o los taxanos (que actúan a nivel de los microtúbulos celulares), o bien **dañan directamente el ADN tumoral** (como los agentes alquilantes).

Son, por tanto, efectivos contra el cáncer, pero el problema es que si una célula se divide mucho (como las capilares, las del tracto digestivo y nuestra médula ósea) también se puede ver afectada, y de ahí nacen algunos efectos secundarios como la calvicie (alopecia) o los vómitos.

Con respecto a estos efectos secundarios, se puede afirmar que se ha mejorado mucho en el control de la sintomatología adversa, pero no se puede negar que aún nos queda camino por recorrer. Ante este problema, lo único que puedo recomendar es que, por favor, el paciente hable siempre con su oncólogo si estos efectos se le hacen insufribles.

LA UNIÓN HACE LA FUERZA

Un aspecto final que quisiera destacar es que estos fármacos no se administran cada uno por separado, sino que se suelen proporcionar al paciente juntos, en grupos de dos, tres e incluso cuatro fármacos. Es lo que llamamos **regímenes de quimioterapia**.

Uno de los motivos para hacerlo así es que el tumor, ante la irrupción de un fármaco solitario, puede adaptarse y desarrollar resistencias; pero si le llegan dos se le pone más complicado resistir, ¡y con tres ya no digamos! Además, se suelen combinar en el tratamiento múltiples fármacos con dianas celulares distintas, como por ejemplo un antimetabolito con un inhibidor de las topoisomerasas. Así el tumor lo tiene todavía más crudo para desarrollar resistencias.

SOPA DE LETRAS QUIMIOTERAPÉUTICA

Acabemos, pues, con una sopa de letras quimioterapéutica:

- Si en un tratamiento de quimioterapia se habla del régimen FOLFOX, esto quiere decir: ácido folínico + fluorouracilo + oxaliplatino.
- Si, en cambio, se habla de CMF, se refiera a ciclofosfamida + metotrexato + 5-fluorouracilo.
- Si en el informe aparece CAF, significa ciclofosfamida + doxorrubicina + vincristina...

... y así podríamos estar toda la tarde. Otro ejemplo del mundo de los trabalenguas médicos.

¿QUÉ ES LA RADIOTERAPIA?

Hubo un tiempo extraño, una época en la que cuando entrabas en algunas zapaterías de la Quinta Avenida de Nueva York te hacían una radiografía de tu pie con una máquina de rayos X para determinar la talla de tu calzado. Unos años felices, inconscientes y funestos que no sabemos cuántas enfermedades produjeron cuando se desconocía el peligro de las radiaciones ionizantes. Pero también fue el inicio de las aplicaciones de los rayos X no solo para el mejor diagnóstico de las enfermedades, sino también como una herramienta nueva para tratar las patologías humanas, y es en el caso de la terapia del cáncer donde ha demostrado su mayor éxito.

La radioterapia (también denominada irradiación) usa la energía de radiación ionizante para **acabar con las células tumorales debido a que causa rupturas y otros cambios en su material genético.**

CÓMO FUNCIONA LA RADIOTERAPIA

La radioterapia moderna maximiza el beneficio terapéutico centrando sus «rayos» en el tumor y minimizando el impacto en el tejido colindante.

La radioterapia del cáncer es ampliamente usada, y cerca del 50 % de los pacientes oncológicos la recibirá. La radiación puede aplicarse de diferentes maneras:

- **Radiación externa:** es la que puede originarse desde una máquina.
- **Radiación interna o braquiterapia:** puede introducirse en el cuerpo de forma delimitada.
- **Radioterapia sistémica:** se pueden utilizar materiales radiactivos (como el yodo I-131 y el estroncio-89) que fluyen por el organismo.

PARTICULARIDADES DE LA RADIOTERAPIA EXTERNA

De todos los tipos de radioterapia, la radiación externa es la más frecuentemente usada.

Entre los tumores que reciben esta última podemos mencionar el cáncer cerebral (glioma), de vejiga urinaria, mama, pulmón, próstata, laringe y cuello uterino.

En la radioterapia externa la fuente de radiación puede ser rayos X o rayos gamma (energía derivada del iridio y el cobalto-60), que son tipos de radiación electromagnética basados en los fotones; o bien la radioterapia con haces de otras partículas llamadas protones, una terapia más novedosa cuya efectividad se ha constatado en tumores difíciles de tratar como el condrosarcoma craneal, el melanoma intraocular, el retinoblastoma y el rabdomiosarcoma.

La radioterapia externa se ha beneficiado muchísimo del desarrollo de ordenadores más potentes y programas informáticos más sofisticados para acertar plenamente en el tumor a máxima intensidad sin tocar el área vecina.

RADIOFÁRMACOS Y RADIOINMUNOTERAPIA

No solo usamos la radioterapia como si fuera la bala de un rifle que atraviesa los tejidos sin rasgarlos hasta llegar a su objetivo último que es el cáncer, sino que también podemos pensar en ella como si fuera un medicamento o un fármaco.

Los llamados radiofármacos, como el samario-153 (Quadramet) y el estroncio-89 (Metastron), tienen apetencia por destruir las metástasis óseas, mientras que el yodo radiactivo se puede usar en el tratamiento del cáncer de tiroides.

Pero es que además podemos usar la capacidad antitumoral de la radiación para unirla a un anticuerpo que es como una bala teledirigida contra un tipo de célula tumoral. Se trata del campo de la radioinmunoterapia, que ya ha originado dos terapias para el linfoma no Hodgkin (NHL): el ibritumomab tiuxetan (Zevalin), y tositumomab y yodo I-131 tositumomab (Bexxar). Como el primer fármaco de quimioterapia, que pasó de arma de guerra a tratamiento contra la leucemia, también la radiación ha dado este paso: de enemiga cuando está en exceso a amiga cuando podemos controlarla y apuntar directamente con ella a las células tumorales.

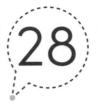

¿PUEDE PRODUCIR EL TRATAMIENTO CONTRA EL CÁNCER ENFERMEDADES DERIVADAS?

Como he comentado anteriormente, las células tumorales son especialmente sensibles a la quimioterapia porque se dividen rápidamente, pero, claro, aquellas células de nuestro organismo que se reproduzcan normalmente de forma acelerada también serán en parte atacadas por estos fármacos. **Los efectos secundarios de la quimioterapia dependen del tipo de fármacos usados, sus dosis, su duración en el tiempo y el estado de salud, edad** y fisiología de la persona que la recibe, por lo cual es fundamental asegurarse de hablar con el personal sanitario para que estos efectos estén controlados.

EFECTOS SECUNDARIOS MÁS COMUNES DE LA QUIMIOTERAPIA

Entre los efectos adversos más frecuentes de la quimioterapia y posibles formas de mejorarlos, encontramos los siguientes:

- **Caída del pelo de la cabeza y de otras partes del cuerpo:** el cabello suele volver a los tres meses después de finalizado el tratamiento. Mientras tanto, es recomendable proteger la cabeza con crema solar, un pañuelo, una gorra, un sombrero o una peluca

- **Anemia:** es decir, la pérdida de glóbulos rojos que se asocia a extremo cansancio; para evitarla hay que comer bien e incluir en la dieta alimentos con hierro.
- **Diarrea:** la posible deshidratación se controla y combate bebiendo agua o preparados isotónicos.
- **Infecciones debido a la bajada de los glóbulos blancos:** para evitarlas hay que lavarse bien las manos y alejarse de ambientes cargados de microbios.
- **Náuseas y vómitos:** lo que se recomienda es tomar los fármacos contra estos (antieméticos) que nos prescriban y evitar la deshidratación.
- **Daños en los nervios en la denominada neuropatía periférica:** ante este efecto secundario, lo que se recomienda es tenerla en cuenta y evitar situaciones de riesgo de caídas (en la ducha, por ejemplo).
- **Sequedad de boca:** se puede intentar mejorar este problema con la limpieza diaria y consultando al dentista.
- **Problemas de concentración y memoria:** nos obligarán a apuntarnos las ideas y actividades que queramos llevar a cabo.
- **Problemas de fertilidad y sexuales:** son solucionables en parte gracias a terapia hormonal y a la preservación de esperma y óvulos.
- **Aparición de hematomas:** son debidos al descenso del número de plaquetas. Si surgiesen, se recomienda evitar el consumo de ibuprofeno o aspirina, ya que ambos compuestos aumentan la facilidad para sangrar.

¿PUEDEN APARECER NUEVOS TUMORES?

Finalmente, es importante comentar que, como algunos de los fármacos de la quimioterapia dañan el ADN de las células tumorales, también pueden acabar produciendo mutaciones en células sanas, lo que llevaría a la aparición de un segundo tumor (que puede ser completamente distinto) unos meses o años después del tratamiento.

Por ejemplo, en el caso del cáncer de mama, si la quimioterapia se ha combinado con la radioterapia, existe mayor riesgo de padecer leucemia y un síndrome preleucémico (síndrome mielodisplásico) que en la población en general.

También debemos estar especialmente atentos en oncología pediátrica, ya que un niño que ha tenido un tumor y este ha sido tratado con quimioterapia tiene un riesgo cinco veces superior de sufrir un segundo tumor cuando sea un adulto.

Velemos por ellos.

¿QUÉ ES LA MEDICINA PERSONALIZADA DEL CÁNCER?

La quimioterapia, tal y como acabamos de ver, se aplica según el tipo de cáncer y su estadio. Los oncólogos disponen de unas guías clínicas que recogen el régimen quimioterapéutico que, por ejemplo, debe recibir un paciente con cáncer de colon que además tiene metástasis, pero solo en el hígado. Estos protocolos son eficaces porque se derivan del estudio de miles de pacientes en estudios clínicos internacionales con participación de múltiples centros. Como hemos comentado, esta quimioterapia busca acabar con las células que se reproducen desaforadamente, como las tumorales, y a veces en ese proceso lesionan células sanas. Pero ¿y si encontráramos algún componente específico de la célula tumoral que no estuviera en la «buena»?

Ya nos hemos encontrado en páginas anteriores con este supuesto, y tenemos la respuesta: se trata de las alteraciones genéticas y epigenéticas en los oncogenes y los genes supresores tumorales.

Pues bien, el estudio detallado de estos asociado a un fármaco dirigido contra la alteración encontrada es lo que llamamos **medicina de precisión del cáncer** o **medicina personalizada**. Es, ni más ni menos, el tratamiento adecuado para el paciente adecuado en el momento adecuado.

CÓMO FUNCIONA LA MEDICINA PERSONALIZADA DEL CÁNCER

El primer ejemplo de medicina personalizada del cáncer tiene ya décadas de historia, y también lo he mencionado previamente: si un tumor de mama o de próstata es positivo para un receptor hormonal y depende de la hormona para crecer, lo que debemos hacer es darle un fármaco antihormonal. De esta forma, la paciente positiva para el receptor de estrógenos recibirá un antiestrogénico como tamoxifeno, toremifeno o fulvestrant.

Y, por su parte, el paciente con cáncer de próstata positivo para el receptor de estrógenos recibirá un antiandrogénico como flutamida (Eulexin), bicalutamida (Casodex) o nilutamida (Nilandron).

TRES EJEMPLOS DE MEDICINA PERSONALIZADA EN ONCOLOGÍA

Hay tres ejemplos paradigmáticos de la era moderna en la medicina personalizada en oncología: el caso de HER2 y el cáncer de mama; el modelo de la leucemia mieloide crónica (LMC —o CML en inglés—) y el fármaco Glivec; y el modelo de la leucemia promielocítica aguda (LPA —o APL en inglés—) y el transretinoico (ATRA).

Empecemos por estos dos últimos casos.

MEDICINA PERSONALIZADA Y LEUCEMIA

La clasificación molecular de las leucemias y los linfomas está años luz por delante de nuestras actuales clasificaciones de los tumores epiteliales como el de mama, colon, páncreas, estómago o pulmón. En las neoplasias hematológicas podemos ir al detalle más mínimo. Así, sabemos que la leucemia LMC posee como rasgo distintivo que dos trocitos de cromosomas distintos (cromosomas 22 y 9) se han unido aberrantemente (cromosoma Filadelfia), produciendo una proteína mestiza llamada BCR-ABL exclusiva de esta leucemia y no presente en ninguna otra célula del cuerpo. Este dato ha permitido desarrollar fármacos específicos para esta: se trata de inhibidores de tirosina quinasa como Glivec (también denominado Gleevec o imatinib), que surgió en un primer momento y al que siguieron nilotinib, dasatinib, bosutinib y ponatinib. ¿La consecuencia de este descubrimiento? En la leucemia LMC se ha pasado de una tasa de un 90 % de fallecimientos de los pacientes a una supervivencia del 90 % de estos.

En cuanto al caso de la otra leucemia mencionada, LPA, es muy similar: posee como característica específica una translocación (unión de trozos de los cromosomas 15 y 17) que genera una proteína híbrida que implica un receptor de ácidos retinoicos (RARA); esta alteración, otra vez presente únicamente en la célula tumoral, la convierte en ultrasensible a la acción antitumoral del ácido holo-transretinoico. Los pacientes con leucemia LPA, con un alto índice de mortandad hasta este descubrimiento, ahora sobreviven en un 90 % de los casos. Un cambio de paradigma.

MEDICINA PERSONALIZADA Y CÁNCER DE MAMA

No me he olvidado del caso de HER2 y el cáncer de mama, ya que además este fue el punto de partida de la **medicina personalizada en los tumores sólidos**.

Hay alrededor de un 20 % de tumores de mama que en vez de tener las dos copias cromosómicas del oncogén HER2 tienen muchísimas. Se trata de tumores de mama verdaderamente «adictos» a este gen. Estos tumores, dejados a su libre albedrío, son altamente agresivos y comportaban muy mal pronóstico, pero el esfuerzo del doctor Slamon y sus colegas consiguió crear y aplicar un fármaco que atacaba específicamente a este oncogén: el Herceptin. Luego vinieron otros anti-HER2, como lapatinib, trastuzumab, neratinib y pertuzumab, y todos ellos revolucionaron en parte el tratamiento del cáncer de mama hasta el punto de que hoy en día a todas las mujeres con este tumor se las analiza por si poseen la amplificación del gen HER2 (también llamado ERBB2) con el fin de determinar si pueden recibir estos fármacos y convertirse así en pacientes con relativamente buen pronóstico.

MEDICINA PERSONALIZADA EN EL CÁNCER DE PULMÓN

Este modelo de tratamiento del cáncer de mama ha sido exportado en los últimos cinco o diez años a otros tumores epiteliales, y donde ha dado más fruto ha sido en el cáncer de pulmón del no fumador (un 10 % del total). En este existen alteraciones de diferentes oncogenes, como el receptor de crecimiento epidérmico (EGFR), la quinasa de linfoma anaplásico (ALK) y el gen ROS, y ya están aprobados para su uso clínico en cada caso varios inhibidores específicos. Una brizna de esperanza para un tumor tan frecuente como el cáncer de pulmón.

No perdamos la fe. En mi primer año en la carrera de Medicina el tratamiento personalizado del cáncer representaba menos de un 2 % de las terapias medicamentosas de este. Hoy en día la medicina de precisión con nuevos fármacos dirigidos contra lesiones moleculares exclusivas del cáncer representa el 25 % de los tratamientos. Busquemos entre todos que esta cifra se doble en los próximos cinco años. Os informo de que, por suerte, ya parece probable.

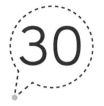

¿EN QUÉ NUEVOS FÁRMACOS SE ESTÁ TRABAJANDO PARA CURAR EL CÁNCER?

La última década ha visto desarrollarse por primera vez nuevos fármacos contra el cáncer dirigidos contra alteraciones específicas de la célula tumoral que lesionen poco los tejidos sanos. Pero el cáncer sigue representando un problema de salud de primer orden debido a su todavía considerable morbilidad («personas que enferman en un mismo lugar y tiempo») y mortalidad. Por tanto, **se necesitan nuevos escenarios y pensamientos disruptivos para buscar nuevos medicamentos que sean efectivos.** La industria farmacéutica permite llevar en su última fase estos fármacos a los pacientes, pero han de ser investigaciones científicas valientes, brillantes y persistentes que empiecen este proceso y entren en mundos poco explorados.

Un ejemplo de esta tendencia es el resurgimiento de la inmunoterapia contra el cáncer.

INMUNOTERAPIA CONTRA EL CÁNCER

El doctor Steven Rosenberg fue un pionero a mediados de los años ochenta en proponer el **uso de nuestras propias defensas contra el crecimiento tumoral:** la idea es que se debería estimular la respuesta inmune del cuerpo contra las células cancerosas, ya que estas pueden presentar moléculas llamadas antígenos que podrían ser reconocidas por nuestras defensas como enemigas y las atacarían.

Así, la inmunoterapia, en sus inicios, tuvo algunos éxitos en el melanoma, pero se trataba de tratamientos excesivamente caros, de enorme variabilidad en las respuestas, y no existían fármacos que indujeran la respuesta inmune con alta fiabilidad.

Todo esto ha cambiado en los últimos tres años: la eficacia de la inmunoterapia ya ha sido constatada en el melanoma, en el cáncer renal y en el de pulmón, y los primeros análisis sugieren que también podría ser útil contra ciertas clases de cáncer de mama, colon, hígado y tal vez incluso para la «bestia negra» que es el cáncer pancreático.

Estos medicamentos (normalmente son anticuerpos) lo que hacen es **despojar de su disfraz a la célula tumoral para que así su cara maligna (sus antígenos) sea detectada por nuestras células inmunes,** que proceden a destruirlas: fármacos de esta clase son los anti-PD1, anti-PD-L1 y anti-CTLA-4.

EL FUTURO DE LA INMUNOTERAPIA

Pero, con todo, lo mejor es que en el futuro veremos además el incremento de una terapia inmune aún más innovadora: **el uso de las células CAR-T** (siglas en inglés de *Chimeric Antigen Receptor T cells*): lo que haremos será coger linfocitos T del paciente con cáncer y modificarlos genéticamente para que produzcan unos receptores especiales en su membrana llamados CAR (receptores de antígenos quiméricos); dejaremos que estos receptores especiales se multipliquen en el laboratorio y después volveremos a introducirlos en el paciente. Ahora, bajo la dirección de este receptor modificado, estos linfocitos T buscarán específicamente las células tumorales complementarias (que presentan el antígeno contra el que hemos diseñado nuestra arma) y las aniquilarán.

Sí, lo sé, todo esto recuerda a una película del futuro, pero lo cierto es que esta técnica se está empezando a usar y las células CAR-T han servido ya para curar algunas leucemias y linfomas en casos en los que los pacientes estaban desahuciados.

NUEVAS ÁREAS DE INTERÉS Y NUEVOS FÁRMACOS

Tres campos adicionales de interés a los que están llegando los primeros fármacos contra estas novedosas dianas son el **metabolismo**, el **microambiente** y la **epigenética**.

METABOLISMO

Desde hace muchos años sabemos que la forma en que la célula tumoral obtiene su energía para funcionar es distinta a como lo hace una célula normal. Los tejidos sanos en condiciones basales usan un proceso altamente eficiente, llamado ciclo de Krebs, que les permite obtener de forma pausada un tipo de energía (llamada ATP) a partir de la glucosa. Es, por poner un ejemplo, como la diferencia que existiría entre conseguir energía a través de la comida rápida o hacerlo mediante una dieta basada en la preparación de comida casera y equilibrada. La célula tumoral, en cambio, ignora esta diferencia, le da igual: toma la glucosa y la pasa por la vía metabólica más rápida (glicólisis aeróbica) para comérsela. Es decir, el cáncer prefiere la vía molecular del *fast food* porque le da energía de forma rápida, aunque sea más ineficiente y de peor calidad.

Como la célula transformada es adicta a esta forma de obtener ATP, entonces si se la quitamos habremos obtenido otra vía de tratamiento, de tal modo que en la actualidad están siguiéndose ensayos clínicos farmacometabólicos dirigidos contra proteínas implicadas en la glicólisis y en el metabolismo de la glutamina, otra vía energética *fast food* de la que también dependen las células tumorales.

MICROAMBIENTE

También es conveniente recordar que las células tumorales no se encuentran flotando ellas solitas dentro del cuerpo del paciente, sino que están rodeadas por muchas otras células; hemos hablado de las inmunes, pero también encontramos células de sostén (fibroblastos) y vasos sanguíneos (originados *de novo* por el tumor en el proceso llamado neoangiogénesis). Pues bien, estos componentes celulares también pueden ser diana de nuevos fármacos: los fibroblastos tumorales pueden ser atacados con un inhibidor TGF-β (*Transforming Growth Factor beta*, en español «factor de crecimiento transformante beta»), mientras que los nuevos vasos sanguíneos cancerosos son diana de inhibidores de VEGF (*Vascular Endothelial Growth Factor*, en español «factor de crecimiento endotelial vascular») que han demostrado ya su eficacia en cáncer renal.

EPIGENÉTICA

Por último, tampoco debemos olvidar que, además de las alteraciones genéticas, tenemos también cambios tumorales epigenéticos que alteran los «interruptores» químicos que apagan o encienden los genes. Los fármacos epigenéticos conocidos como **inhibidores de la metilación del ADN** y **bloqueantes de la desacetilación de histonas** (las proteínas que envuelven el ADN) se usan para tratar en la actualidad subtipos de leucemias y sarcomas.

Por ejemplo, en el síndrome mielodisplásico (una forma de preleucemia típica del anciano) ha cambiado completamente el manejo de la enfermedad la introducción de un inhibidor de las metiltransferasas del ADN llamado Vidaza, mientras que un inhibidor de histonadeacetilasas (HDAC) denominado Zolinza ha hecho lo mismo en el linfoma cutáneo y en el síndrome de Sézary (tipo de linfoma no hodgkiniano que afecta a la piel).

Y no solo eso, sino que nuevos fármacos epigenéticos están empezando a postularse, como los llamados inhibidores de histonametiltransferasas (como los bloqueantes de EZH2), y los bromodominios seguramente obtendrán su aprobación clínica para tratar ciertos tumores pediátricos y sarcomas.

Son, en definitiva, nuevas herramientas del abanico antitumoral que serán necesarias para tratar una enfermedad que «aprende» individualmente a defenderse de los fármacos, por lo que la optimización de las combinaciones de estos será otro caballo de batalla muy importante en los próximos años.

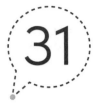

¿SE ASOCIA EL CÁNCER A OTRAS ENFERMEDADES PREVIAS?

Existen una serie de enfermedades asociadas con la posibilidad de tener eventualmente una mayor probabilidad de desarrollar un cáncer. El caso más claro sería el de aquellas personas que tienen **enfermedades inflamatorias crónicas**: en ellas, alguna lesión de un tejido sano causa una respuesta que llamamos inflamación, debida a la acumulación de compuestos químicos liberados que inducen a los glóbulos blancos a dividirse y crecer para reconstruir el tejido dañado.

Una vez que sane la herida, debería finalizar este proceso inflamatorio; sin embargo, ocurre que, en estas personas, la inflamación puede empezar incluso cuando no hay lesión evidente, y, por otro lado, no finaliza cuando debería acabar. Dura, dura y dura... La inflamación crónica puede ser debida a infecciones que no desaparecen a causa de un **sistema inmunitario hiperactivado**. Pero la inflamación no resuelta, mantenida en el tiempo, **daña al ADN** e **incrementa el riesgo de cáncer**.

Son ejemplos de dichas enfermedades la inflamación crónica del tracto gastrointestinal, la colitis ulcerosa y la enfermedad de Crohn, todas ellas asociadas a un riesgo mayor de cáncer de colon, y el esófago de Barrett, donde la exposición al ácido y la bilis debida al reflujo gastroesofágico prolongado conlleva inflamación crónica e incrementa el riesgo de cáncer del esófago.

CÁNCER Y CARENCIAS INMUNITARIAS

Si en vez de enfermedades asociadas a un sistema inmune demasiado activo nos fijamos en las carencias de este, debemos saber que **las personas con inmunodepresión también tienen mayor probabilidad de desarrollar cáncer.**

TRASPLANTES DE ÓRGANOS
Los pacientes receptores de trasplantes de órganos, por ejemplo, y como ya hemos visto, reciben fármacos para suprimir el sistema inmunitario para que el organismo no rechace el órgano trasplantado. Esto ha permitido el enorme éxito de esos trasplantes y, por tanto, la supervivencia de miles y miles de personas, pero también provoca que el sistema inmunitario sea menos capaz de detectar y destruir las células tumorales que cada día nacen en nuestro cuerpo.

Los cuatro tipos tumorales más frecuentes entre los receptores de trasplantes son el linfoma no Hodgkin (LNH) y cánceres de pulmón, de riñón y de hígado.

El primero puede ser causado por la infección por el virus Epstein-Barr, y el tumor hepático por los virus de la hepatitis B (VHB) y de la hepatitis C (VHC).

VIH
Por otro lado, el sistema inmune también puede ser debilitado por ciertos virus como el VIH, que se «come» a los linfocitos, aumentando el riesgo de ciertos tumores.

La personas con VIH o sida ven incrementado su riesgo de sarcoma de Kaposi, cáncer de cuello uterino, cáncer anal y orofaríngeo debido a una desprotección frente a los virus asociados a estos como el virus del papiloma humano (VPH).

INFECCIONES VÍRICAS NO CRÓNICAS

Además de las infecciones crónicas con todos los virus ya mencionados, existen otros virus cuya persistencia en nuestro organismo también se vincula al incremento del riesgo vital de cáncer, como el virus de leucemia/linfoma de células T humanas tipo I (HTLV-I) —común en Japón, África, el Caribe y Sudamérica y asociado a tumores de la sangre y los ganglios—; el herpesvirus asociado con el sarcoma de Kaposi (KSHV); el linfoma primario de efusión y enfermedad multicéntrica de Castleman y el polyomavirus de células de Merkel (MCPyV) relacionado con el carcinoma de células de Merkel, un tipo infrecuente de cáncer cutáneo.

INFECCIONES CRÓNICAS POR OTROS MICROORGANISMOS Y SERES VIVOS

Finalmente, las infecciones crónicas por otros microorganismos y seres vivos también originan mayor riesgo de cáncer. Un ejemplo demostrado es la bacteria *Helicobacter pylori* (*H. pylori)*, que puede residir en nuestro estómago y no solo es la causante de la úlcera de estómago, sino que también nos hace más proclives a desarrollar el cáncer gástrico y un linfoma local denominado MALT.

¡Importante!, la infección por *H. pylori* puede ser detectada fácilmente en un análisis por el médico, y el tratamiento con un antibiótico es curativo.

Para terminar, quiero acabar comentando que dos gusanitos también se han relacionado con la carcinogénesis: el *Opisthorchis viverrini* (duela hepática china) del sudeste asiático puede causar cáncer de las vías biliares, y el *Schistosoma haematobium,* de África y el Oriente Medio, puede producir cáncer de vejiga.

Para no contraer estas enfermedades, debemos evitar comer pescado crudo y bañarnos en aguas turbias durante nuestras vacaciones, pero también debo añadir un dato importante en estos casos: podemos usar fármacos antiparasitarios para hacer desaparecer la infección y librarnos de ese riesgo de cáncer.

Información es poder.

¿CÓMO ENFOCAR LA VIDA DESPUÉS DEL CÁNCER? ¿QUÉ PUEDO HACER PARA NO RECAER?

Por suerte desde hace muchas décadas existe entre nosotros un grupo humano muy especial: se trata de aquellos hombres y mujeres que van creciendo en número a lo largo y ancho del planeta: «los supervivientes del cáncer». Son millones y millones de personas que, una vez finalizados sus tratamientos, han sido dados de alta con solo revisiones anuales o quinquenales, miembros de nuestra sociedad que pueden reintegrarse plenamente en ella si por un tiempo hicieron un paréntesis para volver a luchar ahora por lograr sus máximas cotas de plenitud y felicidad y poder, en definitiva, cumplir sus sueños.

A muchos de ellos, el haber superado una enfermedad grave como esta les ha cambiado, y comentan que tienen la sensación de ser ahora más sensibles, de saber apreciar las pequeñas cosas y aprovechar el momento.

Pero ¿cómo afrontar esta vida ganada?, ¿cómo adaptarse a este nuevo ser?, ¿cómo lidiar con el temor de que un día vuelva el tumor? Evidentemente las preguntas son complejas y las respuestas aún más. Ojalá fuera tan sencillo como tomar un medicamento y ya está, no tenemos esa píldora milagrosa.

Además, pueden quedar cicatrices físicas y otras que no se ven, e incluso es posible que nuestro gusto alimentario y nuestras aficiones hayan cambiado. Y también nuestras emociones más íntimas.

LAS PREGUNTAS DE LOS SUPERVIVIENTES

Muchas de las personas supervivientes al cáncer con las que he hablado me comentan que, sobre todo, lo más difícil de superar en ocasiones es el no poder dejar de escuchar esa vocecita que parece llegar a su cerebro desde el fondo de una caverna despertando el miedo al regreso de la enfermedad.

Ante esto, mi recomendación es la siguiente: **estemos preparados para acallar esa vocecita de la mejor manera posible.**

Oír esa vocecita es normal, cada dolor o molestia nos la recuerda y debemos encararla estando bien informados. Algunos estudios, por ejemplo, indican que quienes se han informado y conocen a fondo su enfermedad se recuperan más rápidamente que aquellos que la ignoran. Por tal motivo, no debemos tener miedo a compartir nuestras inquietudes con el personal sanitario de nuestra confianza, expresar nuestras sensaciones sin reparo y ser positivos proporcionándonos momentos de bienestar y relajación.

ACCIONES CONCRETAS

Otras recomendaciones que hasta cierto punto pueden parecer obvias son:

- Huir del sedentarismo.
- Tomar comidas variadas, ricas en frutas y verduras y en pescados azules.
- Comer frugalmente.
- Procurar una correcta hidratación.
- Iniciar unos nuevos estudios o afición, o encarar un nuevo reto profesional que nunca pudimos cumplir, si así lo deseamos.

- Reducir la cantidad de alcohol que consume.
- Recuperar la intimidad con nuestra pareja poco a poco, pues él o ella se enamoraron de nosotros, no de una parte de nosotros.
- Apoyarnos en la familia y amigos, pero sin dejar de ser nosotros mismos.
- Dejar de fumar, ahora es el momento...

Todos estos consejos tienen una doble finalidad: que nos sintamos mejor después de haber superado el cáncer, pero también ayudarnos a evitar que vuelva a aparecer.

Y, por supuesto, no se debe olvidar tomar las medicinas que haya recetado el médico durante el tiempo acordado.

Y no faltar a los controles.

Una larga vida nos espera.

¿CÓMO PUEDO AYUDAR A QUIENES PADECEN CÁNCER Y A LOS QUE LO HAN SUPERADO?

Cuidar a otro ser humano es una de las acciones que más nos ennoblece. No es un rasgo distintivo de nuestra especie, pero sí que ayuda en parte a definirnos. En el caso que nos ocupa, cuidar a un paciente afecto de cáncer nos hace bien a los dos, pero no debemos olvidar que requiere un esfuerzo y un sacrificio importante.

Podemos ayudar a una persona con cáncer que sea un familiar o un amigo, pero también a alguien desconocido mediante el voluntariado.

Nuestra ayuda puede consistir en actos o cosas muy sencillos que, sin embargo, pueden resultar vitales para los enfermos, como hacerles fáciles sus tareas cotidianas, ayudarles en sus visitas médicas o en la preparación de sus comidas cuando estén en casa o en la limpieza de su hogar. También debemos asegurarnos de que están correctamente alimentados y nutridos y no se cansan en exceso en sus desplazamientos para ir al médico; hacerles sus recados; compartir con ellos una salida al cine o a una cafetería acogedora... En definitiva, hablarles y especialmente escucharles. Porque muchos de ellos nos quieren explicar su historia y puede ser única.

Recordemos, en definitiva, que cuidar a alguien puede ser un reto tanto en el caso de enfermedades crónicas como en las neurodegenerativas (Alzheimer) o en el cáncer.

CUIDAR AL CUIDADOR

Es importante que no olvidemos que el cuidador también debe estar cuidado, o de otro modo no realizará su tarea de forma adecuada. Y, por otro lado, también es importante que no se agobie si siente que no está a la altura o capacitado para cuidar al enfermo: irá aprendiendo con el paso de las semanas en esta nueva faceta, y también comprenderá y se hará poco a poco consciente de que el paciente no es un ser completamente desprotegido como si fuera un bebé, sino que solo es una persona con una enfermedad grave pero que mantiene toda su dignidad.

Deberá, asimismo, tener presente que **el paciente puede sentirse incómodo al pasar de ser una persona activa a una más dependiente.** Esto puede provocarle cambios de humor bruscos.

Asimismo, también es recomendable que los cuidadores no dejemos de lado completamente nuestro trabajo para poder atender a esa persona que nos necesita. Nuestros empleos nos dan independencia económica y nos permiten **vivir más allá del cuidado del paciente.**

Además, debemos procurar mantenernos sanos llevando una dieta equilibrada, practicando ejercicio moderado y evitando hábitos tóxicos, porque mientras estemos sanos podremos ayudar mejor a quien nos necesita.

SIN MIEDO A PEDIR AYUDA

Y, si sentimos que no damos abasto, no temamos pedir la ayuda que necesitemos de amigos y familia, ya sea para buscar o llevar los niños al colegio o hacer compras. Nos sorprenderá lo solidaria que puede ser la gente algunas veces, incluso ese viejo huraño que uno diría que nunca movería un dedo.

Pero, en este sentido, tampoco culpemos a alguien si no nos contesta o no quiere ayudar; las personas reaccionamos ante las enfermedades graves de diversas formas: muchas tienen miedo, otras pueden estar enfrentándose a sus propios demonios y algunas, simplemente, no saben cómo ayudar.

Expliquémoselo a todos ellos como aquí he comentado: **una buena palabra o una buena acción es un mundo para el paciente.**

O, dicho de forma más bonita por el gran poeta Miguel Hernández:

> La cantidad de mundos
> que con los ojos abres,
> que cierras con los brazos.
>
> La cantidad de mundos
> que con los ojos cierras,
> que con los brazos abres.

Cuídense y cuiden.

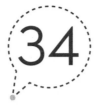

¿CÓMO PUEDO APOYAR LA LUCHA Y LA INVESTIGACIÓN CONTRA EL CÁNCER?

Existen muchísimos niveles desde los cuales podemos ayudar a combatir el cáncer.

Como pacientes deberíamos estar dispuestos a participar en aquellos ensayos clínicos de nuevos fármacos u otros tratamientos. Parece esto evidente, porque desde un punto de vista egoísta podría ser nuestra última oportunidad de supervivencia, pero también refleja un aspecto generoso, ya que en la mayoría de los estudios clínicos serios con participación de múltiples centros, e incluso de escala internacional, algunos pacientes reciben el nuevo y prometedor fármaco (que ha demostrado su eficacia preclínica, pero no sabemos cómo funcionará en enfermos reales), mientras que otros reciben el tratamiento convencional aprobado para ese tumor (grupo control); el paciente recibe un tratamiento u otro de forma anónima, para estar seguros matemática o estadísticamente de que el fármaco nuevo es eficaz o no, pero además ese paciente puede acceder a que la muestra de su tumor obtenida por cirugía o en una biopsia se use para la investigación.

La inmensa mayoría de veces los resultados científicos derivados de ese tejido no servirán para ayudar a ese paciente, pero sí al próximo, y en nuestra profesión solemos decir que **el médico**

puede curar al enfermo que tiene delante, y el investigador al que viene mañana.

Los científicos, no lo olvidemos, necesitamos acceso a estas muestras cedidas generosamente por los pacientes y sus familiares (en caso de niños, por ejemplo) para seguir investigando. Aprovecho para agradecer este acto de cesión de material biológico que nos hace mejores a todos.

AYUDAR COMO CIUDADANOS

Como ciudadanos de una sociedad abierta y participativa también podemos contribuir a vencer el cáncer de muchas otras formas. Ya he hablado anteriormente de hacerse voluntario para acompañar al paciente oncológico, hacerle la comida, llevarlo a sus visitas médicas o simplemente escucharle y conseguir que se sienta acompañado, pero también podemos **ayudar como individuos a sufragar gastos de su tratamiento y subsanar los defectos de la financiación pública de la investigación,** por ejemplo colaborando con las distintas fundaciones que permiten que los familiares de un niño con cáncer puedan desplazarse y vivir cerca del centro hospitalario donde su hijo es tratado, o aportando nuestro granito de arena económico para que un investigador pueda realizar una investigación sobre un tumor raro que no es normalmente financiada por un organismo público, o con microdonaciones a la inmensa lista de centros de investigación pública con líneas activas en la investigación del cáncer que estarán encantados de recibirlas.

LA RESPONSABILIDAD SOCIAL CORPORATIVA

Y las empresas, sin duda, también son bienvenidas: se llama responsabilidad social corporativa, es decir, si bien se preocupan de tener beneficios, como es lógico y para eso están, **una parte de esos beneficios los reinvierten en fines sociales, como la investigación del cáncer.**

Pregunta si tu empresa o compañía lo hace y, si no, sugiérelo. Además, estas donaciones les reportan un beneficio fiscal, con lo cual no tienen motivos para negarse.

PIDÁMOSELO A NUESTROS POLÍTICOS

Por último, un pequeño comentario: siendo ya una colectividad madura, debemos atrevernos a pedir a los políticos y gestores económicos que incrementen el presupuesto dedicado a la investigación. Ahora está en torno a un patético 1 % del presupuesto general anual del Estado.

Seamos valientes y un día en cualquier conferencia o acto electoral atrevámonos a levantar nuestra mano y preguntar: «Y si gobiernan, ¿qué porcentaje del presupuesto dedicarán a la ciencia?». Solo por ver las caras de algunos ya merecería la pena.

En definitiva, sumemos esfuerzos entre todos para convertir esta enfermedad en una patología superable en la mayoría de los casos.

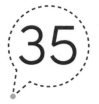

¿CUÁL ES EL FUTURO DE LA CIENCIA RESPECTO AL CÁNCER? ¿CUÁLES SON LOS DESCUBRIMIENTOS EN LOS QUE PONEMOS NUESTRA ESPERANZA?

El cáncer no se va a curar solo. Y lamentablemente parece poco probable que vayan a llegar seres de otra galaxia con una píldora milagrosa para ayudarnos en la tarea. Si hemos avanzado tanto en estos años, ha sido debido a la prevención de este (como las campañas antitabaco), a la detección precoz (revisiones ginecológicas), a cirugías más precisas y a las nuevas terapias basadas en el conocimiento de los mecanismos moleculares implicados en el origen y la progresión del cáncer. Pero tenemos que seguir picando piedra día a día. La investigación, sin duda, será la solución y la respuesta definitiva para convertir el cáncer en una enfermedad crónica residual o completamente curable.

DIFÍCILES PREDICCIONES

Es difícil hacer predicciones de hacia dónde irán los tiros. Como decía aquel: «Es más fácil predecir el pasado», e incluso así este es reescrito por los vencedores. Con todo, me arriesgaré un poquito.

En los próximos años veremos un aumento importante de las **terapias basadas en reforzar el sistema inmune** del paciente para detectar y eliminar las células cancerosas. Incluirán fármacos que quitarán el antifaz molecular que las células tumorales se ponen para no ser reconocidas por nuestras defensas y, también, medicamentos que las conducirán a las células transformadas directamente («balas teledirigidas»). Pero además también seremos capaces de usar las propias células del paciente como herramientas contra su cáncer, continuando el camino que ya he apuntado en páginas atrás al hablar de las células CAR-T (*Chimeric Antigen Receptor T cells*).

Además, debido al abaratamiento de la secuenciación del genoma, un proceso que valía 3.000.000 euros por muestra en el año 2000 y unos 30.000 euros en el año 2010, en 2020 supondrá un gasto de solo 3.000 euros por paciente. De esta forma, con este estudio, tendremos todo el repertorio de mutaciones presentes en ese tumor y podremos hacerle frente con los fármacos más adecuados de nuestra colección.

NO ES SOLO MEDICINA

Todos estos avances suponen y necesitan de un **desarrollo bioinformático y de manejo de datos** importante, ya que el ADN de cada célula tiene 6.000.000 de piezas (nucleótidos). Los supercomputadores (hay unos veinticinco en el mundo) y quizá los ordenadores cuánticos (aún no disponibles) serán muy útiles para los cálculos más complicados.

Avances como los comentados ya están identificando mutaciones en secuencias que habían pasado inadvertidas a los genéticos clásicos, como sucede en los genes epigenéticos IDH1 (glioma), IDH2 (leucemia), DNMT3A (leucemia), TET2 (leucemia), EZH2 (linfoma) o la histona H3.3 (tumor cerebral infantil), y los primeros fármacos que tienen como diana estos genes se encuentran en ensayo clínico. Todos los estudios llamados -*ómicos* que estudian todos los genes (genómicos), epigenes (epigenómicos), proteínas (proteómicos), metabolismo (metabolómico), azúcares (glicómicos), lípidos (lipidómicos) y de expresión de genes (transcriptómicos) y modificación de esta (epitranscriptómicos) se combinarán para detectar las flaquezas de los tumores. Descubriremos nuevos puntos débiles para poder atacarlos.

ABAJO LA PASIVIDAD

Pero no nos limitaremos a ser espectadores relativamente pasivos, sino que empezaremos a actuar más decididamente para «cambiar» las células tumorales, para recordarles que un día años atrás fueron células normales en un tejido sano.

Los fármacos epigenéticos y **las terapias basadas en el ARN** (ácido ribonucleico, la molécula por la cual los genes «hablan» y producen proteínas) son capaces en parte de realizar esta tarea, pero grandes esperanzas se están poniendo en la **edición genética**. La idea es que, si una célula tumoral tiene un gen dañado (como, por ejemplo, un gen supresor tumoral), podamos eliminarlo y sustituirlo por uno fisiológico, es decir, capaz de realizar su función original.

Este campo, también denominado **terapia génica**, ha prometido muchos avances durante bastante tiempo, pero es solo en los últimos cinco años que se ha impulsado una técnica de «copiar y pegar» relativamente sencilla denominada CRISPR/Cas9, gracias a la cual cada vez nos encontramos más cerca del objetivo fijado. Esperemos que esta vez sí sea capaz de cumplir tan grandes expectativas por el bien de todos. Sigamos atentos.

SEGUNDA PARTE

DIFERENTES TIPOS DE CÁNCER

ALGUNOS COMENTARIOS ANTES DE COMENZAR
CON ESTA SEGUNDA PARTE DEL LIBRO

En el principio de este libro hemos resaltado seis características clave compartidas por la mayoría de los tumores: las células crecen de forma incontrolada, proliferan desenfrenadamente sin respetar las señales de stop, evaden la muerte celular, logran pasar por alto «relojes moleculares» que controlan su tiempo de vida, son capaces de formar colonias tumorales o metástasis en otros órganos y además logran poner a su disposición vasos sanguíneos para asegurar su comida y tuberías linfáticas para eliminar sustancias que pudieran frenar su crecimiento.

Ahora bien, aunque sobre la base de estas características podemos meter a todos los tipos de cáncer en un mismo saco, es importante dejar claro que, cuando nos referimos a cáncer, estamos abarcando un grupo de enfermedades heterogéneas, diferentes, y que **cada tipo de tumor alberga ciertas particularidades** que describiremos a continuación.

En las siguientes páginas, por tanto, dedicaremos un apartado por cada tipo de tumor (ordenados alfabéticamente) en el que nos referiremos a las posibles causas y factores que aumentan el riesgo de padecer la enfermedad, al origen, al diagnóstico, a los tipos y al tratamiento concreto, así como a las últimas investigaciones que se están llevando a cabo. Esperamos con esto poder dar una visión global y resolver ciertas cuestiones de interés general.

Por otro lado, es importante recalcar también que **cada enfermo de cáncer es único**, y que solo los médicos que lo tratan han logrado descubrir piezas clave del rompecabezas para ese caso en concreto que les permiten decidir la mejor opción de tratamiento para esa persona. Dicho esto, lo que debemos hacer es **consultar a nuestro médico las dudas que nos puedan surgir** y ser muy cautos a la hora de buscar información acerca de la enfermedad.

CUIDADO CON LOS SITIOS EN LOS QUE BUSCAMOS INFORMACIÓN

En estos tiempos solemos recurrir inmediatamente al sabio Google para resolver cualquier tipo de duda, desde encontrar una dirección, un hotel o un billete barato para nuestro próximo viaje hasta consultar las causas de los males que nos afectan. Pero, así como Google puede ser nuestro mejor aliado para montar el viaje de nuestros sueños y a la medida de nuestras preferencias y presupuesto, es muchas veces el peor aliado cuando se trata de nuestra salud.

Para organizar un viaje basta con proporcionar a nuestro buscador favorito un destino y una fecha, y solo con ello saltan en nuestra pantalla múltiples opciones para que, según nuestro criterio personal, escojamos la que mejor encaje con nuestro gusto. Pero, por el contrario, **poner en manos de Google nuestra salud es un gran error.** En primer lugar porque no es tan sencillo y no existen algoritmos mágicos que nos permitan meter en un buscador cinco síntomas y dar con la enfermedad, puesto que para eso los médicos se han preparado y han estudiado media vida. Otro motivo es que, lamentablemente, los primeros resultados que saltan a nuestros ojos suelen ser muy alarmistas y nos pueden llevar a confundir una gastritis con un cáncer de colon o una migraña con un tumor cerebral... Y la tercera razón por la que Internet es un peligro en este caso es porque la información no pasa ningún filtro.

En efecto, no es ningún secreto que en Internet circula muchísima información sin base científica: existen miles de páginas que ofrecen curaciones alternativas mágicas que pueden poner gravemente en peligro la salud.

A todos nos ha llegado alguna vez a nuestros oídos información acerca de una planta que hace milagros o de un batido que cura el cáncer, pero no hay nada más lejos de la verdad.

La realidad es que los científicos hemos estado estudiando el cáncer durante muchos siglos, dedicamos la vida a la investigación y tratamos de poner nuestro granito de arena para luchar contra esta enfermedad, por lo que, por favor, **no tiréis por la borda siglos de investigación científica.**

Ante cualquier duda o sospecha, recurre al médico. Ellos llevarán a cabo varios exámenes para ir desvelando las piezas del rompecabezas: sacarán una muestra de sangre, tomarán una muestra del tumor (biopsia), harán preguntas acerca del historial familiar y las causas que te llevaron a acudir al médico y utilizarán la tecnología disponible para realizar todas las pruebas del caso. Todo ello les servirá para contar con suficientes datos como para diagnosticar la enfermedad, es decir, **identificar el tipo de cáncer según sus signos y síntomas característicos, y proporcionar la opción de tratamiento más adecuada considerando todos esos datos.**

DÓNDE ENCONTRAR INFORMACIÓN VERAZ

Por nuestra naturaleza, siempre estaremos ávidos de buscar más información, es esa misma curiosidad la que nos ha permitido evolucionar como sociedad, pero, si quieres aprender un poco más sobre el cáncer, recurre a fuentes de información veraces, como el **Instituto Nacional del Cáncer** (NCI por sus siglas en inglés, National Cancer Institute), que tiene una página web (https://www.cancer.gov/espanol/tipos) en la que podrás consultar información con una importante base científica.

Para cada tipo de cáncer, además, disponen de una versión para pacientes, con información explicada de forma clara y sencilla, y tienen también una versión para profesionales de la salud.

En nuestro país, por su parte, la **Asociación Española contra el Cáncer** (https://www.aecc.es) también proporciona información y ayuda para desafiar a la enfermedad. Además de la información que puedes encontrar en su página web, lo mejor es que tienen a tu disposición un servicio de información y asesoramiento con un equipo de profesionales para resolver dudas, así como un teléfono gratuito de ayuda (**Infocáncer: 900 100 036**) tanto con voluntarios como con profesionales, entre los que se incluyen especialistas en atención telefónica, médicos, psicólogos y trabajadores sociales que te escucharán, apoyarán y asesorarán en todo lo que tiene que ver con el cáncer.

Adentrémonos ahora en cada tipo tumoral; intentaré explicar sus posibles causas, su origen, su prevención, cómo lograr su diagnóstico, cuál es el tratamiento concreto y las últimas investigaciones al respecto.

Espero resultarte de ayuda.

CÁNCER DE CABEZA Y CUELLO

CÓMO SE ORIGINA

El cáncer de cabeza y cuello incluye cáncer de boca, nariz, senos paranasales, glándulas salivales, garganta y ganglios linfáticos en el cuello. Estos tumores por lo general comienzan en las células escamosas que recubren las superficies húmedas y mucosas del interior de la cabeza y del cuello, por lo que se los denomina **carcinomas de células escamosas**. Estos carcinomas son dos veces más frecuentes en hombres que en mujeres, y la razón de ello parece estar detrás del mayor consumo de bebidas alcohólicas y tabaco por parte del sexo masculino, ya que cerca del 75 % de los casos se relacionan con estos malos hábitos. Además, esta probabilidad aumenta cuando se combina el hábito de fumar con el de beber, en cuyo caso el riesgo es aún mayor, por lo que **dejar de fumar** y **reducir el consumo de bebidas alcohólicas** marcará la diferencia a la hora de evitar padecer este tipo de tumores. ¡Deja de fumar! ¡Deja de beber! ¡Empieza ahora, no hay tiempo que perder!

OTROS FACTORES DE RIESGO

Además del consumo de tabaco y alcohol, se ha demostrado que también las infecciones por los virus del papiloma humano (VPH) y Epstein-Barr incrementan el riesgo de algunos tipos de cáncer de cabeza y cuello. Otros factores de riesgo derivan de la exposición ocupacional (por trabajo) a ciertos productos industriales como asbestos y fibras sintéticas, además de productos de las industrias metalúrgicas, textiles, de construcción y del sector maderero, entre otros.

Las normativas a nivel europeo intentan ser cada vez más estrictas, y existen políticas encaminadas a concienciar a las industrias y a los trabajadores acerca de los riesgos de exposición a productos industriales nocivos. Los empleados tienen derecho a exigir condiciones de trabajo dignas, evitando al máximo la exposición y maximizando el uso de recursos para prevenir la exposición irresponsable. Al menos, **el uso de mascarillas certificadas, un buen sistema de ventilación y filtración del aire, y el seguimiento médico frecuente** han de estar asegurados.

SÍNTOMAS

¿Cómo reconocer una señal de alerta? Los síntomas del cáncer de cabeza y cuello pueden comprender una irritación en la garganta que no se cura o ronquera en la voz, la aparición de un bulto o una llaga que no sana, de placas blancas o rojas en las encías, en la lengua o en las mucosas bucales, dificultad para respirar, hablar o tragar, dificultad para sostener las prótesis bucales, dolor o zumbido en los oídos, dolor de cabeza, sangrados de la nariz o en la boca, dolor en la cara o adormecimiento o parálisis de los músculos de la cara...

Si bien es cierto que muchos de estos síntomas pueden corresponder a una dolencia menos grave, estas señales no se deben dejar pasar por alto, especialmente si se prolongan en el tiempo o si se sabe que se está expuesto a sustancias nocivas, ya sea por trabajo o por malos hábitos.

En contraparte, la buena noticia es que se pueden reducir los riesgos llevando, como ya hemos dicho, un estilo de vida saludable.

DIAGNÓSTICO

Ante la sospecha de un tumor, el médico realizará una biopsia tomando una muestra de tejido (un trozo de la zona sospechosa) que será analizada por un patólogo. El patólogo es el médico especialista en anatomía patológica, es decir, se sienta frente al microscopio horas y horas para estudiar y analizar las estructuras celulares e intenta descifrar de qué enfermedad se trata. Los patólogos aportan por tanto piezas clave del rompecabezas, ya que son fundamentales a la hora de emitir el diagnóstico.

Si finalmente se diagnostica un cáncer de cabeza y cuello, el médico llevará a cabo pruebas adicionales para examinar si el tumor se ha diseminado a otros tejidos u órganos. Estas pruebas podrán consistir en rayos X, tomografías computarizadas (TAC), endoscopias, resonancias magnéticas, etc.

Todas estas pruebas permiten ver nuestro cuerpo desde dentro e identificar si algunas células tumorales han sido lo suficientemente listas y arriesgadas para salir del tumor primario y viajar por los vasos sanguíneos hasta decidir establecer su segunda residencia en un nuevo órgano. Los resultados de estas pruebas, por tanto, servirán para determinar en qué estadio está el cáncer, es decir, si es un tumor pequeño que no ha afectado a los ganglios linfáticos (**estadio temprano**), o si por el contrario es un tumor grande que ha invadido tejidos cercanos, ganglios linfáticos e incluso otros órganos como los pulmones (**estadio avanzado**).

TRATAMIENTO

Los tumores tempranos suelen ser tratados con **cirugía** y **radioterapia**, mientras que los estadios más avanzados suelen recibir **terapias combinadas** que incluyen radioterapia, quimioterapia e incluso terapia dirigida.

TERAPIA DIRIGIDA

Respecto a estas últimas, la primera terapia dirigida aprobada para el tratamiento del cáncer oral ha sido el **cetuximab (Erbitux)**, un anticuerpo monoclonal (una versión artificial de una proteína del sistema inmunológico) que ataca al receptor del factor de crecimiento epidermal (EGFR). EGFR es una proteína que está en la superficie de ciertas células cancerosas que las ayuda a crecer y proliferar. Las células cancerosas de cavidad oral producen grandes cantidades de esta proteína, por lo que el uso de cetuximab para bloquear EGFR es capaz de frenar el crecimiento celular y, por ende, el desarrollo del tumor. Un gran logro para la investigación científica, que ha podido ver sus frutos en una aplicación que ha resultado ser muy exitosa.

CIRUGÍA RECONSTRUCTIVA

Dependiendo del tamaño y la localización del tumor, en ciertos casos se requiere cirugía reconstructiva, en especial en el del **cáncer oral**, donde los huesos y tejidos de la boca pueden verse afectados, y algunas veces se requieren también implantes dentales.

La reconstrucción tras superar la enfermedad es también una fase importante, ya que no solo es fisiológicamente requerida en ciertos casos incluso para que el paciente pueda volver a masticar, sino que sin duda ayuda psicológicamente a superar este mal trago.

Según el caso, también pueden requerirse **terapias de rehabilitación del habla**.

Sea como fuere, incluso tras superar la enfermedad, el paciente **no se debe saltar ningún control de seguimiento**. Como norma general, se deberá acudir al médico al menos una vez al año y mediante análisis de imagen por rayos X, tomografía o resonancia se deberá constatar que se mantiene limpio de células tumorales.

Y ahora, ¿aún crees que fumar y beber merece tan larga pena?

CÁNCER DE CEREBRO

LA IMPORTANCIA DE LOCALIZAR EL TUMOR PRIMARIO

El cáncer de cerebro se refiere a aquellos tumores que se inician en el tejido cerebral. Considero importante aclarar esto, ya que hay varios tipos de cáncer que dan metástasis al cerebro, es decir, que las células de un tumor originado, por ejemplo, en la piel, son capaces de viajar hasta el cerebro y establecer allí su nuevo hogar. En este caso hay que recalcar que no se trata de un cáncer de cerebro, sino de una metástasis de cáncer de piel en el cerebro.

Esto es particularmente importante, porque **las células suelen venir marcadas por su origen**, por lo que el tratamiento se decide considerando el origen del tumor primario, no la localización de la metástasis.

En algunos casos es muy difícil determinar dónde se ha originado el tumor primario, ya sea porque es tan pequeño que es imposible encontrarlo a pesar de toda la tecnología disponible, o incluso puede que haya desaparecido dejando a sus vástagos esparcidos por el cuerpo y causando estragos. Pero, aunque sea una tarea difícil, es crucial lograr **identificar el origen del tumor**, ya que solo así se podrá suministrar el tratamiento más adecuado para este tipo específico de cáncer y lograr controlar a los vástagos descarriados.

CÓMO RESOLVER LOS CASOS DE «METÁSTASIS SIN APELLIDO»

Para ayudar a resolver estos casos de las **metástasis sin apellido,** es decir, aquellas en las que no conocemos quién ha sido su progenitor, los científicos hemos identificado un **«código de barras molecular» único para cada tipo de tumor,** basado en unas **pequeñas modificaciones que ocurren en el ADN,** en concreto la metilación de una de las letras del alfabeto del ADN, la C (citosina), cuando está seguida de una G (guanina).

Considerando que las células metastásicas suelen venir marcadas por su origen, ahora podemos ser capaces de identificar el origen de una metástasis «leyendo» su código de barras molecular y comparándolo con los que ya hemos definido para cada tipo de tumor. De este modo, somos capaces de descubrir el apellido de la metástasis (quién ha sido el tumor primario, su progenitor) y elegir el tratamiento óptimo, lo que en el ejemplo anterior podría traducirse explicando que, por ejemplo, si encontramos una metástasis en el cerebro sin rastros del tumor primario, analizando su código de barras molecular podemos descubrir que se originó a partir de un cáncer de piel y tratarlo como tal.

Una vez que se ha aclarado este punto, regresemos a los tumores cerebrales.

¿QUÉ ES EL CEREBRO?

El cerebro es una masa suave de tejido esponjoso inmerso en el líquido cerebroespinal y protegido por tres membranas delgadas (las meninges) y una cubierta ósea (el cráneo).

Respecto a los tumores cerebrales, pueden ser benignos, esto es, masas de células no tumorales que rara vez invaden tejidos circundantes; o malignos, formados por células tumorales que crecen muy rápidamente y son capaces de diseminarse a otras partes del cerebro o a la médula espinal, aunque rara vez viajan más allá.

Sin embargo, y contrariamente a lo que pueda parecer, los tumores cerebrales benignos constituyen también una amenaza, ya que por su localización pueden poner en riesgo hasta la vida.

SÍNTOMAS

Como en muchos otros casos, los síntomas de un tumor cerebral pueden confundirse con otras enfermedades, ya que incluyen **dolores de cabeza (generalmente matutinos), náuseas, vómitos, cambios en la capacidad de hablar, escuchar o ver, problemas de memoria, problemas de equilibrio, cansancio y debilidad sin razón aparente, cambios de estado de ánimo o conducta e incluso convulsiones.**

Aunque no debemos ser fatalistas si presentamos algunos de estos síntomas, si son recurrentes o muy severos se debe acudir al médico sin dudar. Un examen neurológico combinado con pruebas de imagen (resonancia magnética, tomografía computarizada, tomografía por emisión de positrones, angiogramas, etc.) permitirá descartar la existencia de la enfermedad o tomar las medidas convenientes para tratarla. No atribuyas todo al estrés, toma descansos y despeja tu mente con frecuencia, respira aire puro, permite a tu cerebro volar y soñar de vez en cuando. Pero si todo eso no da resultado, algo puede andar mal y cuanto antes averigües la causa, mejor.

DIAGNÓSTICO

A partir de una biopsia (un trozo del tejido afectado) los médicos podrán determinar a ciencia cierta si se trata de un cáncer, así como establecer el tipo de tumor.

Existen muchos tipos de tumores cerebrales, y sus nombres derivan de las células del cerebro a partir de las cuales se originan. Por ejemplo, la mayoría de los tumores cerebrales benignos (no cancerosos) derivan de las células gliales y se los conoce como **gliomas.**

- En los adultos, los tumores cerebrales más frecuentes son los **astrocitomas** (derivados de astrocitos), **meningiomas** (de las meninges) y **oligodendrogliomas** (originados a partir de las células que fabrican la sustancia grasa que cubre y protege los nervios).
- En los niños, los más frecuentes son los **meduloblastomas,** los **astrocitomas** y los **ependimomas.**

Los tumores cerebrales también se clasifican por grados, siendo los de **grado bajo (I y II)** tumores de células que parecen normales y que crecen lentamente, a diferencia de los **tumores de alto grado (III y IV)**, formados por células anormales que tienden a crecer muy rápidamente.

CAUSAS

Hoy en día no se conocen las causas de los tumores cerebrales, pero sí se sabe que la **radiación ionizante** (altas dosis de rayos X) y el **historial familiar** (varios miembros de la familia con cáncer cerebral) constituyen factores de riesgo. Otros factores, como el uso de teléfonos móviles, la exposición ocupacional (por trabajo) a campos magnéticos o ciertos químicos están bajo la lupa, pero aún se requieren más estudios para poder sacar conclusiones.

TRATAMIENTO

Como es de imaginar, el tratamiento de estos tumores es muy delicado, y dependerá del tipo y grado del tumor, su localización y tamaño, y la edad y estado de salud general del enfermo. El tratamiento se decidirá evaluando riesgos y beneficios, si bien la cirugía para extirpar el tumor es el primer paso en la mayoría de los casos.

Durante la operación, la persona suele estar consciente, ya que una forma que el cirujano tiene de confirmar que todo está saliendo bien es ir haciendo preguntas al enfermo durante la operación para asegurarse de que no cortó un cable que no debía y que la persona es capaz de responder coherentemente a una pregunta, contar una historia, mover un dedo o hacer una suma.

En ciertos casos puede que el cirujano no sea capaz de extirpar el tumor sin poner en riesgo las capacidades o incluso la vida del paciente, por lo que se recurrirá a la radioterapia u otro tratamiento.

RECUPERACIÓN

Aun extremando precauciones, a veces parte del cerebro sano puede resultar dañado y se puede requerir **rehabilitación del habla** o **terapia física u ocupacional** durante largos períodos para recuperar la habilidad de llevar a cabo las tareas cotidianas.

Una vez concluida la cirugía, el tratamiento se completa con **radiación** y, en ciertos casos, con **quimioterapia**, como en el caso de los gliomas de grado bajo, ya que se ha demostrado que los enfermos con este tipo de tumor que reciben quimioterapia después de finalizar la radioterapia viven más tiempo que los que solo reciben radioterapia.

CÁNCER DE COLON Y RECTO

¿CÓMO FUNCIONA EL INTESTINO GRUESO?

El colon y el recto son partes del intestino grueso, la parte más baja del aparato digestivo. Durante la digestión la comida se mueve a través del estómago y los aproximadamente seis metros del intestino delgado hasta llegar al colon. En los 100-150 cm de colon se absorben el agua y los nutrientes de la comida, y se almacena el material de desecho (las heces), que se moverá por el colon hasta el recto antes de ser eliminado por el ano. Durante este largo viaje de más de siete metros, el intestino absorberá todos los nutrientes, pero lamentablemente esto también lo expone a todo lo malo que consumimos, ya que las dietas altas en grasas y el consumo de bebidas alcohólicas y tabaco pueden provocar graves daños a nuestro intestino, incluso aumentar el riesgo a desarrollar cáncer colorrectal.

Otros factores de riesgo incluyen los **antecedentes familiares** de cáncer colorrectal en un padre, hermano o hijo, haber sufrido de **colitis ulcerosa crónica** pduranteor más de ocho años, **ser obeso** o haber sufrido de **pólipos colorrectales** de más de un centímetro.

LOS PÓLIPOS COLORRECTALES

Los pólipos son crecimientos anormales de tejido que aparecen en la capa interior o mucosa del intestino grueso y sobresalen al canal intestinal (si nos imaginamos el intestino como una manguera, los pólipos serían como bolitas que crecen en el interior del tubo). La mayoría de los pólipos son asintomáticos, es decir, no provocan ningún síntoma, por lo que ni nos percatamos de su existencia. También la mayoría son benignos, no cancerosos, como es el caso de los pólipos inflamatorios y los pólipos hiperplásicos. Sin embargo, los **pólipos adenomatosos** sí que pueden transformarse en malignos en el transcurso de varios años y dar lugar a un cáncer.

Otras características a considerar son el tamaño (más de un centímetro) y el número, ya que la presencia de muchos pólipos también aumenta la probabilidad de cáncer. Existe además un raro tipo de cáncer colorrectal hereditario, la **poliposis adenomatosa familiar (FAP)**, que provoca el crecimiento de cientos de pólipos dentro del intestino grueso que comienzan a desarrollarse durante la pubertad. Por todo esto, es crucial hacer un seguimiento exhaustivo de los pólipos, ya que con los años uno o más de esos pólipos se pueden volver cancerosos.

Esta enfermedad está causada por mutaciones en el gen APC (*adenomatous polyposis coli*) que conllevan la producción de una versión anormalmente corta y no funcional de la proteína APC, lo que afecta a la capacidad de la célula para mantener el crecimiento y la función normal. APC es considerado un gen supresor de tumores, ya que su pérdida de función facilita la aparición del cáncer.

CARACTERÍSTICAS DEL CÁNCER COLORRECTAL

El cáncer colorrectal es el tipo de cáncer más frecuente en España, con unos 40.000 nuevos casos diagnosticados cada año. En Europa ocupa el segundo lugar, detrás del cáncer de pulmón. Como en la mayoría de los tumores, la edad es el principal factor de riesgo no modificable, contra el que no podemos luchar, aunque lo que sí podemos hacer es cuidar nuestra alimentación, consumir una dieta rica en fibra, frutas y vegetales, disminuir el consumo de grasas y bebidas alcohólicas y, por supuesto, dejar de fumar. Se estima que un 70 % de los tumores colorrectales se podrían evitar solo modificando nuestra dieta.

SÍNTOMAS

Hay que estar muy atentos a cualquier señal que pueda darnos nuestro cuerpo de que algo en nuestro intestino no va bien. Los síntomas del cáncer colorrectal incluyen **diarrea** o **estreñimiento, sensación de que el intestino no se vacía por completo, dolores, gases, hinchazón, sensación de llenura, calambres, pérdida de peso, náuseas, vómitos, heces más delgadas de lo normal** o **sangre en las heces...**

Una vez más, aunque estos síntomas pueden ocurrir en otras enfermedades, se debe acudir al médico para descartar cualquier dolencia. Como no me canso de decir, cuanto antes se detecte el cáncer y antes se empiece el tratamiento, mayores son las posibilidades de curarlo.

CÓMO SE ORIGINA Y EXTIENDE EL CÁNCER COLORRECTAL

Los problemas, como ya he explicado en varias ocasiones a lo largo de este libro, se complican cuando el cáncer se disemina a otros órganos. En lo que al cáncer colorrectal respecta, cuando esas bolitas de las que hablábamos (los pólipos) se transforman en malignas, pueden ser muy invasivas.

La pared del colon y del recto está compuesta por varias capas. El cáncer colorrectal se origina en la capa más interna (la mucosa), pero algunos pólipos son capaces de atravesar una o varias capas e invadir los vasos sanguíneos o los vasos linfáticos (como ya vimos, diminutas tuberías que transportan material de desecho y líquido por todo nuestro cuerpo). Una vez allí, las células cancerosas utilizan esos canales para desplazarse hasta los **ganglios linfáticos** cercanos o incluso a otros órganos del cuerpo, donde pueden establecer un nuevo tumor.

LOS ESTADIOS DEL CÁNCER COLORRECTAL

El estadio (la etapa) de un cáncer colorrectal depende de cuántas capas de la pared haya atravesado y de cuán lejos hayan podido llegar las células tumorales. Los estadios van del 0 al 4, desde una etapa muy temprana a una muy avanzada.

En el cáncer colorrectal el estadio se define por tres factores clave: es el llamado **sistema TNM**, donde la **T (tumor)** son las características del tumor (cuántas capas ha invadido), la **N (nódulos)** hace referencia a la propagación a los ganglios linfáticos adyacentes, y la **M (metástasis)** a si se ha propagado a ganglios linfáticos distantes u órganos distantes como el hígado o los pulmones. A cada una de estas tres letras (T, N y M) se le asigna un número dependiendo de lo avanzado que esté el cáncer (o una «X» si no se posee esa información).

Así, por ejemplo, un T1, N0, M0 corresponde a un tumor que solo ha atravesado una de las capas (T1) no se ha propagado a los ganglios linfáticos adyacentes (N0) ni a órganos distantes (M0). Mientras que un T3, N2, M0 significa que el tumor ha invadido ya las capas más externas de la pared (T3) se ha propagado a muchos ganglios linfáticos adyacentes (N2), si bien aún no ha llegado a órganos distantes.

Este sistema de clasificación puede parecer complejo, pero es muy importante en el momento de establecer en qué etapa o estadio se encuentra el cáncer, y también para poder definir el tratamiento.

DIAGNÓSTICO

Para averiguar todos estos datos, los médicos llevan a cabo varias pruebas, entre las que se incluyen:

- Una **prueba de sangre oculta en la materia fecal**, ya que la presencia de sangre en las heces puede ser indicativo de la existencia de pólipos, cáncer u otras dolencias, y muchas veces son gotitas de sangre tan pequeñas que solo se pueden ver al microscopio.

- También se suele hacer un **examen digital del recto**, que es una manera rápida y sencilla para palpar masas extrañas en el recto (y que también es muy útil en la detección de cáncer de próstata).

Estos exámenes se complementan con las pruebas de imagen, en las que se incluyen:

- El **enema de bario**, un compuesto metálico que se introduce por el recto y fluye hasta el colon y que se usa como contraste para poder tomar radiografías en búsqueda de anomalías.
- La **colonoscopia**, en la que se introduce un delgado tubo (colonoscopio) que tiene una luz y una lente que permite al médico explorar todo el recto y el colon en búsqueda de pólipos, masas anormales o tumorales.

De encontrar un tejido sospechoso, el médico tomará una muestra para que el patólogo verifique al microscopio si se trata de un tumor. Se emplearán también pruebas de imagen adicionales, como la **tomografía computarizada (TAC)** o la **resonancia magnética**, para indagar acerca de la presencia de metástasis en otras partes del cuerpo, como el hígado, los pulmones e incluso el cerebro.

TRATAMIENTO DEL CÁNCER COLORRECTAL

Dependiendo del tipo y la etapa, se tratará el cáncer:

- **De manera local** (terapias locales), es decir, sin afectar el resto del cuerpo, mediante cirugía para remover el tumor (y a veces parte del intestino, según el caso) o radioterapia.
- **De manera sistémica**, mediante la administración de la medicación por vía oral o directamente al torrente sanguíneo, para poder alcanzar las células cancerosas en cualquier parte

del cuerpo. Como terapia sistémica se ha empleado tradicionalmente la quimioterapia, incluyendo drogas con nombres tan complejos como leucovorin, 5-fluorouracilo o irinotecán, o combinando las tres, lo que los médicos llaman FOLFIRI (FOL: ácido folínico o leucovorina, F: 5-fluorouracilo, IRI: irinotecán).

LAS TERAPIAS DIRIGIDAS

Aunque los beneficios de la quimioterapia para el tratamiento del cáncer son indudables, lamentablemente estas tres drogas no son selectivas para las células tumorales, por lo que no solo acaban con las células enfermas, sino que también pueden afectar a células sanas. Es por esto por lo que muchas veces los enfermos sometidos a quimioterapia pierden el pelo, ya que los medicamentos de la quimioterapia atacan las células de crecimiento rápido, característica clave de las células cancerosas, pero también de muchas otras células de nuestro cuerpo, como las de las raíces del cabello.

Tras muchos años de estudios e investigación, los científicos poco a poco identificamos alteraciones o cambios que solo ocurren en las células tumorales. Algunos de estos cambios pueden convertirse en dianas para diseñar terapias dirigidas que selectivamente reconozcan y actúen solo sobre las células cancerosas y sin dañar las células normales.

Estos cambios propios de las células tumorales son como banderitas que solo exponen en sus membranas las células cancerosas y que serán inmediatamente reconocidas por las terapias dirigidas.

Pero no todos los tumores tienen las mismas banderitas, por lo que hay mucha investigación detrás en busca de tratamientos cada vez más personalizados y por tanto potencialmente más efectivos.

Por ejemplo, el cetuximab, el fármaco anti-EGFR que comentamos antes en el tratamiento del cáncer de cabeza y cuello, también se administra para tratar el cáncer colorrectal. Este fármaco es un ejemplo de terapia dirigida, ya que el EGFR es una de las banderitas que exponen las células cancerosas para las que se ha diseñado una droga que bloquea su acción.

MATAR DE HAMBRE A LOS TUMORES

También se pueden atacar los tumores dejándolos sin alimento. Entre los fármacos más empleados para combatir el cáncer colorrectal están unas drogas que atacan la formación de nuevos vasos sanguíneos **(angiogénesis)**. El factor de crecimiento del **endotelio vascular (VEGF)** es una proteína que ayuda a los tumores a desarrollar nuevos vasos sanguíneos para obtener nutrientes y poder crecer a sus anchas.

Los científicos han desarrollado fármacos que bloquean la acción del VEGF y resultan muy efectivos en el tratamiento del cáncer colorrectal. Entre ellos están —vamos de nuevo con los nombres extraños— el bevacizumab y el ramucirumab. Aunque puede parecerlo, estos nombres imposibles de pronunciar no son un mero capricho, son nombres en clave, un lenguaje propio de las farmacéuticas y los médicos que parecería que solo ellos pueden descifrar, pero que, por sí mismos, proporcionan mucha información acerca de la droga en cuestión.

CÓMO LEER LOS NOMBRES DE LOS FÁRMACOS ANTICÁNCER

Si vamos leyendo de derecha a izquierda, por ejemplo, el sufijo -*mab* se usa para los anticuerpos monoclonales (de las siglas en inglés de *monoclonal antibodies*); las letras inmediatamente anteriores al sufijo -*mab* indican el origen del anticuerpo: *zu* (humanizado), *xi* (quimera), *a* (rata), *e* (hámster), *o* (ratón); si seguimos atrás, se indica la diana a la que va dirigido el fármaco: *col* (cáncer de colon), *mar* (cáncer de mama), *mel* (melanoma), *pr* o *pro* (próstata), *ci* o *cir* (sistema circulatorio), *tu* o *tum* (tumores), etc., y el resto de letras en la mayoría de los casos suelen ir a elección de la farmacéutica.

Ya con estas claves vamos a descifrar uno de esos nombres. Leyendo de derecha a izquierda, el *bevacizumab* es un anticuerpo monoclonal (*mab*), humanizado (*zu*) y dirigido contra el sistema circulatorio (*ci*), en este caso un antiangiogénico.

Pero, ojo, un mismo fármaco puede ser comercializado por distintas farmacéuticas, y cada una le atribuye un nombre comercial que suele ser (aunque no siempre) un poquito más fácil de recordar. En este caso, el bevacizumab se comercializa bajo el nombre de Avastin.

CÁNCER DE ESÓFAGO

ORIGEN DEL CÁNCER DE ESÓFAGO

El esófago es un tubo hueco muscular que forma parte del tracto digestivo que transporta los alimentos y los líquidos desde la garganta hasta el estómago.

Al igual que el intestino, el esófago tiene varias capas: si vamos de afuera hacia adentro, nos encontramos con la capa externa, la muscular, la submucosa y la mucosa, y también, al igual que ocurre en el cáncer colorrectal, el cáncer de esófago se origina en la mucosa, lo cual tiene todo el sentido si consideramos que los principales factores de riesgo para los diversos tipos de este cáncer provienen, principalmente, de lo que consumimos.

En efecto, lo que entra por nuestra boca pasará por el esófago, por el estómago y por el intestino, y estará en contacto directo con la mucosa de todos estos órganos, con su capa más interna. En consecuencia, **el consumo de alcohol y tabaco aumenta el riesgo de sufrir un cáncer de esófago.**

Por otro lado, hay también una dolencia conocida como **esófago de Barrett** que puede ser provocada por problemas de reflujo gástrico (retornos del contenido del estómago a la región inferior del esófago) que pueden irritar el esófago haciendo que, con el tiempo, las células de la mucosa se vuelvan anormales. En ciertos casos, estas células pueden llegar a transformarse en malignas y ser el origen de un cáncer de esófago. La edad avanzada también en este caso juega en nuestra contra.

SÍNTOMAS Y DIAGNÓSTICO

Ante síntomas como **dolor** o **dificultad para tragar, ronquera y tos, pérdida de peso, dolor detrás del esternón, indigestión** o **acidez estomacal** que se prolonguen en el tiempo, se debe visitar al médico.

En este caso, los **rayos X** también son una herramienta útil a la hora del diagnóstico: una radiografía de tórax y/o la ingesta de bario para revestir el esófago y el estómago y poder radiografiarlos pueden ser clave para detectar anomalías.

También se puede llevar a cabo una **esofagoscopia:** consiste en introducir un tubo delgado con una luz y una lente (esofagoscopio) a través de la boca o la nariz y hacer que baje por la garganta hacia el esófago para explorarlo a fondo.

De observarse algo sospechoso, se tomará una muestra (biopsia) que será analizada por los patólogos para determinar si se trata de un cáncer. Si en efecto es un cáncer, pero se detecta a tiempo, **en un estadio temprano, las probabilidades de cura son altas.**

Ocurrirá muchas veces que la persona con cáncer de esófago tendrá que recibir el alimento directamente a través de una vena o de una sonda (un tubo plástico flexible que se introduce por la nariz o la boca hasta el estómago), ya que el esófago puede estar muy dañado y la persona puede ser incapaz de tragar, aunque tras la cirugía y rehabilitación suele recuperar esta capacidad.

OTRAS TÉCNICAS DE DETECCIÓN

Lamentablemente, el cáncer de esófago **suele diagnosticarse en estadios avanzados, lo que complica su tratamiento.**

Mediante **técnicas de imagen** que incluyen ecografía endoscópica, tomografía computarizada, tomografía por emisión de positrones y resonancia magnética nuclear, se revisa a fondo todo el cuerpo para determinar si el cáncer se ha diseminado más allá del esófago.

También se pueden emplear otras técnicas, como la **toracoscopia** o la **laparoscopia**, usando toracoscopios o laparoscopios, que, al igual que el esofagoscopio, son tubos delgados con una luz y una lente para observar. En el primer caso se hace un corte entre dos costillas y se introduce el toracoscopio en el tórax, y en el segundo se hace un corte en la pared del abdomen y se introduce el laparoscopio. Como se puede apreciar, seguimos con los sufijos, en este caso -*scopio*, que se refiere a instrumentos para observar, ya sean las estrellas (telescopio), los microorganismos o estructuras diminutas (microscopio), e incluso el esófago (esofagoscopio).

TIPOS DE CÁNCER DE ESÓFAGO

Mediante todos estos engorrosos exámenes el médico obtendrá las pistas que necesita para clasificar el tumor. Los dos tipos de cáncer de esófago más comunes son el **carcinoma de células escamosas** y el **adenocarcinoma**. Sus nombres derivan del tipo de células que dan origen al tumor: si son las **células escamosas y delgadas** que revisten el esófago (cáncer escamoso), o si, por el contrario, son las **células glandulares que secretan el moco que recubre y lubrica las paredes del esófago** (adenocarcinoma). Esto ya lo averiguará el patólogo con su microscopio.

GRADOS Y ESTADIOS DEL CÁNCER DE ESÓFAGO

También se establecerá en qué grado está el tumor dependiendo de hasta qué punto se vean anormales las células al microscopio y hasta dónde hayan viajado por nuestro cuerpo:

- En el **grado 1** las células crecen despacio y son muy parecidas a una célula de esófago normal cuando se las ve al microscopio.
- En los **grados 2 y 3**, en cambio, las células se ven cada vez más anormales y crecen y se diseminan cada vez más rápido.

Como en el caso del cáncer de colon, también **se definen los estadios según las capas del esófago que hayan atravesado las células tumorales,** es decir, si se han quedado en la mucosa, si han pasado a la submucosa, muscular y externa o si ya han invadido el torrente sanguíneo o los vasos linfáticos y han colonizado un nuevo órgano.

En este último caso podemos señalar que el cáncer de esófago suele diseminarse hacia el diafragma, la pleura (tejido que recubre los pulmones y reviste la cavidad interna del pecho) o la membrana que rodea el corazón, pero también puede llegar a los pulmones, el hígado, las glándulas suprarrenales, los riñones o los huesos.

TRATAMIENTO

Toda esta compleja clasificación por tipo, grado y estadio ayudará a establecer las mejores opciones de tratamiento.

La **cirugía** es el tratamiento más común para extirpar el tumor de esófago. A veces también se corta parte del esófago (esofagectomía) y se usa un tubo sintético, un trozo de intestino o se estira el estómago hasta unirlo con el resto del esófago.

La **radioterapia** y la **quimioterapia** también se emplean para tratar el cáncer de esófago, y en algunos casos se combinan para potenciar los resultados.

Otras estrategias utilizadas para acabar con las células de cáncer de esófago son la **terapia láser,** que usa un haz de rayo láser para destruir las células tumorales, o la **electrocoagulación,** que lo hace mediante corriente eléctrica.

También se está utilizando la **terapia dirigida** para tratar el cáncer de esófago, en este caso **trastuzumab,** un anticuerpo monoclonal humanizado (¡a que te suena de algo! *-tu*, *-zu*, *-mab*) capaz de bloquear HER2 (receptor 2 de factor de crecimiento epidérmico humano).

CÓMO ACTÚA HER2

En cantidades normales, HER2 desempeña un papel importante en el crecimiento y desarrollo de las células epiteliales, pero ocurre que las células tumorales se pasan de listas y producen gran cantidad de esta proteína, lo que les permite crecer y crecer hasta formar un tumor (en muchos casos esto se debe a que la región del cromosoma donde está HER2 está amplificada, por lo que hay muchas copias de HER2).

Por su terrorífico papel en el cáncer, HER2 se considera un oncogén (*onco-*: «cáncer»; *oncogén*: «gen responsable del cáncer»). La buena noticia es que tenemos un arma para luchar contra este oncogén: el **trastuzumab**. Este fármaco se utiliza en enfermos positivos para HER2, es decir, aquellos cuyas células tumorales estén produciendo mucho HER2, ya que el trastuzumab se une al HER2, que está como banderita en la superficie de las células tumorales, y las destruye. Los nombres comerciales de este medicamento son Herceptin y Ogivri (creo haber dicho ya en páginas anteriores que solo a veces los nombres comerciales son más fáciles de recordar...).

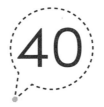

CÁNCER DE ESTÓMAGO

FACTORES QUE INCREMENTAN EL RIESGO DE SUFRIR CÁNCER DE ESTÓMAGO

El cáncer de estómago, también conocido como cáncer gástrico, afecta principalmente a personas mayores (de más de sesenta y cinco años) y es más frecuente en los varones. El riesgo de sufrir esta enfermedad aumenta si se consumen alimentos salados, ahumados o encurtidos, o alimentos que no se preparan o almacenan adecuadamente, si se consume poca fruta y verdura y, también, si se fuma.

Además de estos factores, también aumentan el riesgo los antecedentes familiares (si uno de los padres o hermanos padecieron cáncer de estómago) o si se ha sufrido de gastritis crónica o infecciones del estómago por la bacteria *Helicobacter pylori* (hasta tres veces más riesgo respecto a personas no infectadas).

De igual manera, incrementa el riesgo de cáncer de estómago haber tenido anemia perniciosa, poliposis adenomatosa familiar (FAP) y metaplasia intestinal, en la que las células que recubren el estómago son reemplazadas por las células parecidas a las que recubren los intestinos. En cambio, **una alimentación saludable rica en frutas y verduras disminuye el riesgo de sufrir cáncer de estómago.**

SÍNTOMAS

Los primeros síntomas del cáncer de estómago son similares a cuando has comido algo que no te ha sentado bien, pero pasa el tiempo y los síntomas no se curan y se prolongan. Estos incluyen **indigestión estomacal, sensación de hinchazón después de comer, náuseas, acidez estomacal** y **pérdida de apetito**. En los estadios más avanzados suele aparecer **sangre en las heces, problemas para tragar, vómitos, pérdida de peso, dolor de estómago,** así como **ictericia** (color amarillento de los ojos y la piel).

DIAGNÓSTICO

Al acudir al médico con estos síntomas, para realizar un diagnóstico suelen emplearse pruebas similares a las comentadas para el cáncer de esófago o colorrectal, incluyendo la **endoscopia**, la **ingesta de bario** y la **tomografía computarizada (TAC)**.

También se llevarán a cabo **análisis de sangre** que incluyen recuentos sanguíneos y estudios bioquímicos, entre los que se encuentra la **prueba del antígeno carcinoembrionario (ACE)**, una sustancia que las células liberan al torrente sanguíneo, ya que altas cantidades de ACE pueden indicar la presencia de cáncer gástrico u otras enfermedades.

Si el médico ve algo raro o fuera de lo habitual, puede también que extirpe un trozo de tejido (biopsia) durante la endoscopia para analizarlo al microscopio.

ESTADIOS DEL CÁNCER DE ESTÓMAGO

Al igual que en el cáncer de esófago y el cáncer colorrectal, los estadios del cáncer de estómago se definen según las capas de la pared del estómago que las células tumorales han invadido.

El **estadio o** corresponde a un carcinoma *in situ* en el que las células tumorales se encuentran en la **mucosa** (la capa más interna), y los estadios van aumentando cuando se invade la **submuco-sa**, la **capa muscular**, la **subserosa** o la **serosa** (la capa más externa) y/o se alcanzan los **ganglios linfáticos** u órganos cercanos como **bazo, colon, hígado, diafragma, páncreas, riñón, glándula suprarrenal** o **intestino delgado**. Una vez invadidos órganos distantes, ya se considera un cáncer de **estadio IV**.

TRATAMIENTO

Una vez diagnosticado, tal vez lo primero que pasará por la mente del enfermo son preguntas como: ¿cómo tratar un cáncer en un órgano imprescindible como es el estómago?, ¿podré alimentarme como siempre?, ¿necesitaré una sonda de por vida?

La **cirugía** será el primer recurso y, según el caso, se extirpará la parte del estómago que contiene el cáncer, los ganglios linfáticos cercanos y partes de otros tejidos y órganos cercanos al tumor (gastrectomía subtotal) o, de ser necesario, se extirpará todo el estómago, los ganglios linfáticos cercanos, partes del esófago, del intestino delgado y otros tejidos cerca del tumor (gastrectomía total). En este último caso, el esófago se conectará con el intestino delgado de manera que la persona pueda seguir comiendo y tragando sin la necesidad de sonda.

En ciertos casos se aplica también **terapia láser endoluminal**, que consiste en introducir un tubo delgado (endoscopio) con un láser adjunto y usar el haz de la luz láser como cuchillo para cortar el tumor. Una vez reconectado el esófago con el intestino delgado, esto permitirá al enfermo poder alimentarse por la misma vía que siempre, aunque seguramente tendrá que variar su alimentación para adaptarla a la nueva situación y, lamentablemente, el pronóstico de este tipo de cáncer es bastante negativo.

Además de la cirugía, la **quimioterapia**, ya sea oral o por inyección en una vena o músculo según el caso, se empleará como terapia sistémica para alcanzar las células cancerosas de todo el cuerpo.

También se puede utilizar **radioterapia externa**, con una máquina que envía la radiación hacia el estómago, o **radioterapia**

interna, a través del uso de sustancias radiactivas que se envían directamente al tumor a través de agujas, cables o catéteres.

El **tratamiento combinado de quimioterapia y radioterapia** se puede también administrar, dependiendo del caso, ya sea antes de la cirugía para reducir el tamaño del tumor previamente a la operación **(terapia neoadyuvante)** o después de la cirugía para disminuir el riesgo de que el tumor vuelva a crecer **(terapia adyuvante)**.

Para el tratamiento de cáncer de estómago en **estadio IV** (con metástasis a órganos distantes) se están empleando también **terapias dirigidas que incluyen anticuerpos monoclonales** como el trastuzumab, del que ya hemos hablado.

Un anticuerpo monoclonal es una versión sintética de una proteína utilizada por el sistema inmunitario para identificar y neutralizar un agente extraño específico, en este caso una de las banderitas que se encuentran en la superficie de las células cancerosas: HER2. Para ello, primero se analizarán los niveles de HER2 y, si ese cáncer es HER2 positivo, es decir, sus células están produciendo mucha proteína HER2, el trastuzumab puede ser una alternativa para tratar a esos pacientes (véase el apartado anterior referente al cáncer de esófago para más detalles).

Otra terapia dirigida empleada en cáncer de estómago es el uso de ramucirumab, un inhibidor de la angiogénesis (crecimiento de nuevos vasos sanguíneos) que hemos mencionado previamente en el apartado del cáncer colorrectal.

Por último, en los casos ya muy graves, se suele emplear radioterapia o cirugía como **terapias paliativas** para interrumpir las hemorragias, aliviar el dolor o disminuir el tamaño de un tumor que bloquea el estómago.

CÁNCER DE HÍGADO

ALGUNOS DATOS SOBRE EL HÍGADO Y EL CÁNCER DE HÍGADO

El hígado es uno de los órganos más grandes del cuerpo y está formado por cuatro lóbulos. Está ubicado en el lado superior derecho del abdomen, dentro de la cavidad torácica. El hígado cumple funciones tan importantes como filtrar las sustancias dañinas de la sangre para poder eliminarlas a través de la orina y las heces, producir la bilis que nos ayuda a digerir las grasas de los alimentos y almacenar glucógeno (azúcar), que nuestro organismo puede utilizar para obtener energía.

El cáncer de hígado o hepático es el cuarto cáncer más frecuente y la tercera causa de muerte por cáncer en el mundo. Generalmente su origen está asociado a la infección por ciertos tipos de virus de la hepatitis. El daño que se produce en el hígado por una hepatitis que se prolonga en el tiempo suele ser tan severo que aumenta el riesgo de desarrollar cáncer hepático.

LOS TIPOS DE HEPATITIS

Existen seis tipos de virus de la hepatitis, siendo los más comunes los virus de la **hepatitis A, B y C**. Para la hepatitis A y B existen vacunas, pero no contra la hepatitis C.

- La **hepatitis A** se transmite por el consumo de alimentos o agua infectados por este virus, y normalmente ni siquiera requiere tratamiento y se supera en poco tiempo.
- La **hepatitis B,** en cambio, sí es grave, se puede volver crónica y producir **cirrosis** (cicatrices de tejido nodular y fibrosas que se generan en el hígado tras morir las células hepáticas). La hepatitis B se transmite por la sangre, por contacto sexual o por cualquier otro líquido del cuerpo de una persona infectada.
- En el caso de la **hepatitis C,** esta se transmite por la sangre de una persona infectada. En algunas ocasiones consiste en una infección leve que dura pocas semanas, pero lamentablemente en la mayoría de los casos se convierte en una **infección crónica grave** que puede producir **cirrosis.**

FACTORES DE RIESGO

Tanto el **haber padecido hepatitis B como hepatitis C crónicas** aumentan el riesgo de desarrollar cáncer de hígado, y el riesgo es aún mayor si se tienen ambas al mismo tiempo. Otro factor de riesgo es la **cirrosis producida por el alcoholismo,** así como también el **consumo de alimentos contaminados por aflatoxina** (un veneno producido por un hongo que puede crecer en alimentos como los granos y los frutos secos cuando se almacenan inadecuadamente).

Considerando lo anterior, disminuir el riesgo de cáncer hepático es claramente posible.

Podemos poner en práctica tres medidas sencillas y que están fácilmente a nuestro alcance: vacunarnos contra la hepatitis B, no consumir bebidas alcohólicas en exceso y conservar los alimentos de la manera adecuada.

Sin embargo, existen también otros factores de riesgo que son más complejos de controlar, como presentar un **síndrome metabólico** que se caracteriza por un exceso de grasa alrededor del abdomen, niveles de triglicéridos y azúcar en sangre altos, así como presión arterial alta; o también presentar hemocromatosis, una enfermedad por la cual el cuerpo absorbe y almacena más hierro del que necesita.

SÍNTOMAS Y DIAGNÓSTICO

Si en algún momento se siente una **masa dura o dolor en el lado derecho del abdomen, o coloración amarillenta de la piel o los ojos (ictericia), moratones o sangrados fáciles, cansancio o debilidad sin razón aparente, pérdida de apetito, pérdida de peso, náuseas, vómitos, presencia de heces pálidas y orina oscura,** se debe acudir al médico, ya que estos pueden ser síntomas de un cáncer de hígado u otras dolencias.

El médico tiene a su disposición varias pruebas que le darán las pistas necesarias para establecer un diagnóstico. En primer lugar se realizará un **examen físico** para revisar el estado general de salud y se palpará el abdomen en búsqueda de una masa o cualquier anormalidad.

También se tomará una **muestra de sangre** para **evaluar la presencia de marcadores tumorales,** que son sustancias liberadas por las células al torrente sanguíneo que alcanzan niveles más altos de lo normal en el caso de que haya un tumor. Los niveles elevados de alfa-fetoproteína (AFP) en la sangre pueden ser un indicador de cáncer de hígado, pero también de otras enfermedades como hepatitis o cirrosis. Asimismo, hay que tener en cuenta que a veces los niveles de AFP son normales aun si se tiene cáncer de hígado, por lo que esta prueba puede ser una primera pieza del rompecabezas, pero se necesitan muchas más. El propio análisis de sangre dará más pistas, ya que se pueden analizar los niveles de varias sustancias producidas por el hígado que suelen aumentar en el caso de un cáncer hepático.

También se llevarán a cabo las **pruebas de imagen** que ya se han comentado en secciones previas, como la **resonancia magnética** o la **ecografía.** En caso de que sea necesario, el médico tomará un pequeño trozo de tejido (biopsia), ya sea utilizando una aguja o por laparoscopia. Tras un minucioso análisis al microscopio, el patólogo determinará si se trata o no de un tumor. En el caso de que se confirmase la enfermedad, se explorará todo el cuerpo, por si acaso las células tumorales han podido escapar del hígado en búsqueda de nuevos horizontes. **Una tomografía computarizada, una resonancia magnética o una tomografía por emisión de positrones** ayudarán a resolver la incógnita y, lo que es más importante, ayudarán a definir el estadio y pasos a seguir para tratar la enfermedad.

TIPOS, ESTADIOS DEL CÁNCER DE HÍGADO Y TRATAMIENTO

El sistema de clasificación establecido por un equipo del Hospital Clínico de Barcelona especializado en el estudio del cáncer de hígado (Barcelona Clinic Liver Cancer, BCLC) es uno de los más empleados a nivel mundial.

Esta clasificación considera tanto los **factores tumorales** como la **función hepática basal** y la **capacidad funcional del enfermo**. Es decir, tiene en cuenta si el cáncer se diseminó por todo el hígado o también a otras partes del cuerpo, cómo de bien está funcionando el hígado y el estado general de salud del enfermo. Tras estudiar estos factores, se definen cinco estadios: **o (muy temprano), A (temprano), B (intermedio), C (avanzado) y D (terminal)**. En el caso de los estadios o, A y B, se administrará tratamiento antitumoral, pero en los estadios C y D se administrará solo tratamiento paliativo para aliviar los síntomas y mejorar la calidad de vida del paciente.

TRATAMIENTO

Si la lesión que se detecta es muy pequeña (menos de un centímetro), solo se realiza un seguimiento cada tres meses para comprobar si evoluciona o no. En cambio, si la lesión es más grande, se recurre a la cirugía para extirpar la parte del hígado en la que está el tumor (hepatectomía parcial).

Una característica única del hígado, a diferencia de otros órganos, es la capacidad de regeneración, es decir, si se corta un pequeño trozo de hígado, este vuelve a crecer y retoma sus funciones normales.

Ahora bien, si el hígado está muy tomado por las células tumorales, será necesario sacar todo el hígado y reemplazarlo por uno nuevo, es decir, se requiere un **trasplante.**

Así pues, si no hay indicios de metástasis (diseminación del tumor) y se logra encontrar un donante, el trasplante de hígado puede ser una alternativa.

Otra técnica empleada para tratar este tipo de cáncer es la **terapia de ablación,** en la que se destruye el tejido tumoral mediante **radiofrecuencia** (ondas de radio), **microondas** (microondas), **crioablación** (utilizando un instrumento para congelar el tumor), **electroporación** (impulsos eléctricos) o **inyección percutánea de etanol directo al tumor.**

Es paradójico, ¿no? El mismo alcohol que mató las células hepáticas sanas y que causó una cirrosis que derivó en un tumor es el alcohol que se puede usar para acabar con las células tumorales. Evitemos tanto daño y reduzcamos el consumo de alcohol. El hígado lo agradecerá.

Si el enfermo no se puede someter a una cirugía o terapia de ablación, otra alternativa es **cortar el suministro de comida al tumor.** Para ello, se utilizan sustancias encaminadas a obstruir y disminuir el flujo de sangre de la arteria hepática al tumor (terapia de embolización). Al cortar el suministro de oxígeno y nutrientes, el tumor no sigue creciendo y el tejido sano sigue recibiendo la sangre a través de la vena porta hepática.

También se suele emplear **radioterapia,** y en los últimos años se están utilizando las **terapias dirigidas** como el sorafenib y el regorafenib, **fármacos inhibidores multiquinasas** que son capaces de inhibir varias enzimas con capacidad quinasa (añaden grupos fosfato que son necesarios para activar ciertas proteínas), entre ellas quinasas claves en el control de la división celular y la proliferación (por ejemplo, RAF), o en la formación de nuevos vasos sanguíneos (como los VEGFR).

Este mecanismo dual, antiproliferativo y antiangiogénico, permite combatir el cáncer desde dos frentes: inhibiendo el crecimiento tumoral desde dentro de las células y bloqueando el suministro de alimento por los vasos sanguíneos que rodean el tumor.

CÁNCER DE HUESOS

TIPOS DE CÁNCER DE HUESOS

En general, cuando escuchamos hablar de un cáncer en los huesos, lo más común es que este se trate o derive de una metástasis de un cáncer de mama, un cáncer de próstata o un cáncer de pulmón. **El cáncer de huesos no es muy frecuente, y la mayoría de los tumores originados en los huesos son benignos,** no cancerosos.

Respecto a los tumores malignos de huesos, el más común es el **osteosarcoma,** un tumor que se origina en unas células llamadas **osteoblastos,** que son las responsables de sintetizar la matriz ósea que forma los huesos. El osteosarcoma suele aparecer entre los diez y los veinte años de edad, generalmente en la rodilla o en la parte superior del brazo.

Otros tipos de cáncer de huesos son el **condrosarcoma,** que se origina en el cartílago y suele aparecer en personas de más de cincuenta años, y el **sarcoma de Ewing,** que se da con más frecuencia en niños y adolescentes varones.

FACTORES DE RIESGO

En cuanto a factores de riesgo, los niños que padecen algunos síndromes hereditarios poco frecuentes, como **el síndrome de**

Li-Fraumeni, el síndrome de Rothmund-Thomson o **el retino-blastoma** suelen ser más propensos a sufrir un cáncer de hueso.

También se han reportado casos de familias en las que varios integrantes desarrollaron osteosarcomas, pero aún no se han identificado los **defectos genéticos** que los causan.

Por otro lado, la **exposición a radiación o sustancias radiactivas** también puede incrementar el riesgo de cáncer de hueso. A veces la propia **radioterapia** aplicada como terapia antitumoral puede causar incluso el desarrollo de un nuevo tumor, con más frecuencia si se es más joven o si se usan dosis de radiación muy altas.

Igualmente, se han detectado casos de osteosarcoma en pacientes que han sido sometidos a un trasplante de médula ósea, ya que antes de efectuar el trasplante el enfermo debe ser sometido a dosis muy altas de radiación.

Lamentablemente, en la actualidad no se conoce ningún cambio en el estilo de vida que ayude a prevenir la aparición del cáncer de hueso.

SÍNTOMAS Y DIAGNÓSTICO

Por lo general, el cáncer no duele, a menos que esté ya en un estadio muy avanzado. Pero en el caso del cáncer o las metástasis en huesos estos sí que duelen. Los enfermos se quejan de dolor en un hueso o en una articulación, hay también inflamación o incluso **el hueso afectado puede llegar a romperse sin razón aparente.** Ante uno de estos síntomas, las pruebas que se realizan incluyen una revisión minuciosa de los huesos para detectar masas anormales y pruebas de imagen como **radiografías, tomografías computarizadas (TAC)** o **resonancias magnéticas.**

Y también, como siempre, la sangre tiene mucho que contar. A partir del **análisis de una muestra de sangre** se determinará la concentración de una enzima que se llama **fosfatasa alcalina.** Cuando las células del tejido óseo están muy activas, por ejemplo, cuando los niños están creciendo, o cuando un hueso fracturado está sanando o cuando un tumor óseo se está formando, los niveles de fosfatasa alcalina aumentan. Sin embargo, dependiendo de la edad, si se trata de un niño o un adolescente en crecimiento, esta prueba no es fiable, ya que será fisiológicamente normal encontrar niveles altos de fosfatasa alcalina que no tengan nada que ver con un cáncer de hueso.

En todo caso, ante cualquier duda se extraerá una **biopsia** que deberá realizar un cirujano con experiencia en el tratamiento del cáncer de hueso, ya que la forma en que se realiza la biopsia influye en el tipo de cirugía que se puede llevar a cabo después. Este trozo de hueso se analizará al microscopio y, de ser necesaria una mayor resolución, se empleará un microscopio electrónico. También se realizarán **pruebas de imagen adicionales** para descartar la presencia de metástasis en otros huesos o en órganos distantes. Algunas veces se combina la tomografía computarizada con la tomografía por emisión de positrones para crear una imagen más detallada.

TRATAMIENTO

En cuanto al tratamiento, siempre que sea posible se extirpará todo el tumor, incluyendo algo de tejido circundante, mediante **cirugía**. A veces se administra **quimioterapia** como terapia neoadyuvante para reducir el tamaño del tumor antes de la cirugía. Igualmente, siempre que sea posible se intenta preservar el miembro afectado, pero en algunas circunstancias por desgracia será necesario **amputar**.

En muchos casos de osteosarcoma el tumor se desarrolla en la rodilla, y en estos casos suele eliminarse la rodilla y se empalma la parte superior de la pierna con el pie mirando hacia atrás, de manera que el tobillo pueda hacer la función de una rodilla. Con un tobillo-rodilla propio, encajar una prótesis y recuperar las funciones de la pierna puede resultar más sencillo.

Después de la cirugía a veces se usa **radioterapia** para destruir las células tumorales que puedan haber quedado por allí.

Otra práctica es el **uso del samario-153**, una sustancia radiactiva que se usa tanto para tratar el cáncer de hueso como las metástasis en hueso. El samario-153 se acumula en las zonas donde hay células óseas en crecimiento y allí libera la radiación que puede destruir las células tumorales. Este tratamiento se usa también como **tratamiento paliativo,** ya que reduce los terribles dolores provocados por el cáncer o las metástasis óseas. Sin embargo, este tratamiento no es selectivo para las células tumorales, por lo que **puede destruir también células madre hematopoyéticas que dan origen a las células sanguíneas.** Por este motivo, con frecuencia se extraen células madre de la médula ósea del propio paciente antes del tratamiento con samario-153, se congelan y se guardan. Una vez terminado el tratamiento radiactivo, las células se descongelan y se devuelven al paciente para reemplazar las células madre destruidas por el tratamiento. Este **trasplante autólogo** (del propio paciente) de células madre asegura que se restauren las células sanguíneas que puedan haber sido destruidas durante la terapia.

Por último, las **terapias dirigidas** también se están aplicando al cáncer de hueso. Por ejemplo, el sorafenib (inhibidor multiquinasa), que ya citamos en la sección de cáncer de hígado, está siendo empleado para tratar osteosarcomas recidivantes (se denomina **recidiva** a la reaparición de un tumor después de un período de tiempo en el que no se pudo detectar).

Otros **anticuerpos monoclonales** que se están probando para el tratamiento del **osteosarcoma recidivante** son el glembatumumab, el denosumab y el dinutuximab. Estos anticuerpos monoclonales identifican y se unen a banderitas presentadas por las células tumorales: la glicoproteína NMB, una proteína llamada RANKL y una sustancia llamada gangliósido GD2, respectivamente.

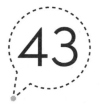

LEUCEMIAS

LOS TUMORES LÍQUIDOS, LA SANGRE Y LAS CÉLULAS MADRE

Todos los tipos de cáncer que hemos visto hasta ahora son tumores sólidos, es decir, originados a partir de tejidos compactos y que dan lugar a masas macizas, unas más densas que otras. Por el contrario, **las leucemias se consideran tumores líquidos,** ya que se originan a partir de las células de la sangre.

Pero, aunque veamos la sangre tan líquida, además del líquido (plasma formado por agua, proteínas y otros compuestos) hay millones de millones de diminutas células microscópicas. En una sola gota de sangre puede haber unos cinco millones de células sanguíneas. Casi la mitad de la sangre son células (40-45 %), y la otra mitad es el plasma. Las células de la sangre se originan a partir de células madre, ahora tan de moda.

UNA HISTORIA FAMILIAR DE CÉLULAS Y MADRES

Las **células madre** tienen la capacidad de generar **células hijas,** que se van diferenciando para llevar a cabo funciones especializadas.

Para hacernos una idea, pongamos un ejemplo muy gráfico: es como si una madre de dos hijas las lleva a la escuela, donde cada una estudiará durante años y en algún punto de ese recorrido decidirán qué quieren ser de mayores; esas dos chicas entrarán en la universidad, una a la carrera de Medicina y otra a la de Lingüística, y poco a poco irán adquiriendo los conocimientos necesarios hasta convertirse en médica o lingüista; en ese punto ya se han diferenciado y se han especializado para llevar a cabo funciones concretas, una dedicará su vida a estudiar y tratar las enfermedades, y otra a las letras y los idiomas; y así vemos que la madre ha sido capaz de crear dos hijas que trabajarán en actividades muy distintas.

Pues bien, si volvemos a la célula madre sanguínea, una hija será una **célula mieloide** (la médica) y la otra una **célula linfoide** (la lingüista), pero a su vez esas hijas son capaces de ser madres en el futuro, por lo tanto, son una **célula madre mieloide** y una **célula madre linfoide**. Los hijos de la célula madre mieloide serán los **glóbulos rojos**, las **plaquetas** y los **mieloblastos**; por su parte, los hijos de la célula madre linfoide serán **diferentes tipos de glóbulos blancos**. Así, nuestra madre del principio de esta historia ha tenido muchos nietos, cada uno con una profesión distinta y que llevará a cabo trabajos específicos.

- Los **glóbulos rojos** son los encargados de llevar el oxígeno por todo el cuerpo.
- Las **plaquetas** ayudan a formar los coágulos de la sangre cuando nos hacemos una herida para evitar una hemorragia.
- Los **glóbulos blancos** ayudan a combatir infecciones.

Todos ellos son trabajos muy duros, así que estas células no viven para siempre. Cuando envejecen o se dañan, estas células mueren, pero **las células madre son capaces de producir nuevos hijos para reemplazarlas**. El nombre que los científicos le han puesto a esas madres son **células madre hematopoyéticas pluripotenciales** (*hema-*: «sangre», y con el potencial de dar lugar a muchas células distintas). La mayoría de estas células madre viven en nuestra **médula ósea**, ese tejido esponjoso que tenemos en el interior de algunos huesos (el tuétano).

La médula ósea de un enfermo con leucemia produce **glóbulos blancos anormales**, a los que llamaremos **células de leucemia**. A diferencia de las células normales de la sangre, las células de leucemia no mueren cuando envejecen o se dañan, y además son capaces de dividirse una y otra vez para generar más y más células de leucemia, desplazando a las células sanas de la sangre. De esta manera llega un punto en que hay tantas células de leucemia y una concentración tan baja de células sanas que las tres funciones de las células de la sangre se ven afectadas:

- No llega oxígeno a los tejidos con facilidad.
- No se controlan las hemorragias.
- No se puede luchar contra las infecciones.

TIPOS DE LEUCEMIA

Existen muchos tipos de leucemia, que pueden dividirse según diversos criterios. El primero sería:

LEUCEMIA MIELOIDE O LINFOIDE
Como se puede imaginar, esto dependerá del tipo de células que han originado la leucemia.

- Las leucemias originadas en **células mieloides** se denominan **mieloides, mielógenas o mieloblásticas**.
- Las leucemias que derivan de **células linfoides** se llaman **leucemias linfoides, linfoblásticas o linfocíticas**.

Pasemos ahora a la segunda división:

LEUCEMIA CRÓNICA O AGUDA
- Las **leucemias crónicas:**
  - Se desarrollan lentamente.

- Las células no son tan anormales, por lo que **pueden aún cumplir parte de su función.**
- Por el contrario, las **leucemias agudas:**
  - Se desarrollan muy rápido.
  - Las células son **muy** anormales, de modo que **no son capaces de hacer su trabajo.**
  - Y, además, se dividen tan rápido que acaban desplazando a las células sanas.

  En consecuencia, las personas con leucemias agudas se sienten muy cansadas, tienen moretones con facilidad y contraen infecciones con frecuencia.

Así pues, y para resumir, tal y como hemos visto, los cuatro tipos más comunes de leucemias son:

- La **leucemia mieloide crónica (LMC).**
- La **leucemia mieloide aguda (LMA).**
- La **leucemia linfocítica crónica (LLC).**
- La **leucemia linfoblástica aguda (LLA).**

FACTORES DE RIESGO

Hay varios factores que aumentan el riesgo de tener leucemias, en especial LMA, como la **exposición a radiaciones ionizantes,** la **exposición ocupacional** (por trabajo) a **benceno o formaldehído** (duplican el riesgo), enfermedades como la **anemia de Fanconi** (aumenta hasta 400 veces el riesgo), los **tratamientos con fósforo radiactivo** o la **quimioterapia con MOPP** (mecloretamina, vincristina, procarbacina y prednisona) y, no podía faltar, el **tabaco.**

Sobre este último factor de riesgo, hay además evidencias de que la **exposición prenatal al tabaco** incrementa el riesgo de **leucemia infantil,** en particular de **leucemia linfoide aguda.**

TRATAMIENTO

La mayoría de los enfermos con leucemia son tratados con **quimioterapia**, ya sea oral (en tabletas) o intravenosa (inyectada en vena).

Sin embargo, si la leucemia ya ha afectado al cerebro o a la médula espinal, la medicación se deberá **inyectar directamente en el fluido espinal** o empleando un dispositivo conocido como **reservorio de Ommaya,** que se coloca bajo el cuero cabelludo mediante cirugía (quimioterapia intratecal). El reservorio de Ommaya está compuesto por un pequeño recipiente de plástico en el que se deposita la medicación tras atravesar el cuero cabelludo con la ayuda de una aguja. Este recipiente está conectado a un catéter (tubo delgado) que se dirige a un espacio abierto del cerebro conocido como ventrículo. Las células en los ventrículos son las que producen el líquido cefalorraquídeo que fluye alrededor del cerebro y la médula espinal. Empleando este dispositivo se logra inyectar los fármacos directamente en el cerebro, ya que el cerebro está rodeado de una red de vasos sanguíneos que actúan como muralla para protegerlo (barrera hematoencefálica) y que no permiten la entrada de los fármacos inyectados por el torrente sanguíneo.

Otro tratamiento empleado para tratar las leucemias es el **trasplante de células madre,** que se inyectan en el enfermo mediante una **transfusión de sangre** tras haber aplicado **radioterapia** dirigida a todo el cuerpo, **quimioterapia** o **ambas** para acabar con las células de leucemia (aunque, al no ser esta terapia selectiva, se destruyen también las células madre normales de la médula ósea).

LOS AVANCES EN LAS TERAPIAS DIRIGIDAS PARA LEUCEMIAS

Por otro lado, los avances científicos han permitido también el desarrollo de **terapias dirigidas** para leucemias. Comentaremos un par de ejemplos:

El 90 % de las personas que padecen leucemia mieloide crónica (LMC) y algunas con leucemia linfoblástica aguda (LLA) tienen un cromosoma 22 más corto de lo normal, que se conoce como **cromosoma Filadelfia**. Los cromosomas son estructuras formadas por ADN y proteínas, empaquetados muy organizadamente formando unas microscópicas estructuras. Imaginémoslos como esos bastoncitos de caramelo que comemos en Navidad, con franjas blancas y rojas, aunque no tienen forma de bastón, sino más bien de palito (y eso únicamente en una fase del ciclo celular), por lo que rompamos la parte de arriba del bastón y quedémonos con un palito de caramelo con franjas blancas y rojas. Pues bien, **dentro de cada una de nuestras células hay 23 pares de esos palitos**, unos más cortos y unos más largos. Por ejemplo, el **par 23** son los cromosomas sexuales, dos cromosomas X (XX) en las mujeres, y un cromosoma X y uno Y (XY) en los hombres. Vamos ahora al **par 22**, que es el que nos incumbe.

Si miramos al microscopio los cromosomas de una persona con leucemia mieloide crónica (LMC), veremos que tiene un cromosoma muy pequeñito que saltará enseguida al ojo de un experto citogenetista (especialista en citogenética, parte de la genética que estudia los cromosomas y las enfermedades causadas por anomalías en el número o la estructura de los cromosomas). Este **cromosoma 22** es **más pequeño de lo normal** porque ha perdido tres de sus franjas (imaginemos tres franjas roja-blanca-roja del bastoncito de caramelo) y ese trozo se ha unido al cromosoma 9. Pero en realidad lo que ocurre es un intercambio, y el cromosoma 9 pierde también una de sus franjas y la cede al cromosoma 22, lo que en ciencia conocemos como una **translocación t(9;22)**, un **intercambio de material genético entre cromosomas no homólogos**. Lo que ocurre es que en este intercambio de trozos de caramelo no todo es tan dulce, ya que lamentablemente el trozo que cedió el cromosoma 9 lleva una parte de un gen llamado **ABL** que se transloca al lado de un gen del cromosoma 22 que se llama **BCR**. Esta **fusión BCR-ABL** es muy peligrosa, tanto que es la causa de la leucemia mieloide crónica (LMC) y de algunas leucemias linfoblásticas agudas (LLA).

Veamos por qué. En condiciones normales, la proteína ABL tiene una actividad tirosina quinasa finamente regulada (transfiere grupos fosfato a las tirosinas de las proteínas) con un rol crítico en el control de la proliferación celular. Sin embargo, la proteína quimérica BCR-ABL tiene actividad tirosina quinasa permanentemente activada y trabaja como una posesa, favoreciendo la **proliferación descontrolada de la célula madre que ha sufrido la translocación,** lo que conlleva el desarrollo de leucemia.

Pero como todo esto ha venido a cuento por las terapias dirigidas en leucemia, por una vez esta historia sí tiene un final feliz, y es gracias al imatinib (llamado comercialmente Glivec o Gleevec), un fármaco que actúa precisamente **inhibiendo la actividad tirosina quinasa.** Los primeros resultados preliminares de la acción del imatinib en pacientes con la fusión BCR-ABL se presentaron en 1999, y después de los extraordinarios resultados de los ensayos clínicos con esta droga, es hoy en día el tratamiento de primera línea (primera opción de tratamiento) para la leucemia mieloide crónica (LMC).

El segundo ejemplo de terapia dirigida que comentaré es **CART-19** (Kymriah), el ejemplo más exitoso de **inmunoterapia en tumores hematológicos** (de la sangre).

Los **CAR-T** (*Chimeric Antigen Receptor T cells*) son células del sistema inmune (células T) reprogramadas para atacar a las células tumorales. Las **células T** son un tipo de glóbulos blancos que constituyen un ejército que combate las infecciones. Estos «soldados celulares» reconocen y destruyen también células extrañas. Lo más interesante y novedoso de CART-19 es que se extraen células T del propio paciente, se modifican genéticamente y se devuelven al paciente.

¿Cómo se modifican?

Lo que se hace es incluir un nuevo gen, un trozo de ADN, que produce un receptor que reconoce a CD19, una de las banderitas que exponen las células tumorales, en particular muchas células de leucemia y linfoma.

Pues bien, en el momento en que se transfunden de nuevo al paciente estas células T modificadas, estas se dirigen directamente a atacar y a destruir las células tumorales con la banderita CD19 en su superficie.

Con este método, los resultados de esta terapia en el tratamiento de las leucemias linfoblásticas agudas (LLA) son excelentes, ya que resulta efectiva en un 70-90 % de pacientes, y también funciona en otros tipos de leucemias y linfomas, aunque los porcentajes no son tan extraordinarios.

Además, CART-19 es la primera terapia génica contra el cáncer aprobada en Estados Unidos para uso comercial y, por tanto, está disponible para el público en general. Otra buena noticia es que en octubre de 2017 se aprobó su uso para el tratamiento de leucemias linfoblásticas agudas (LLA) en niños y jóvenes.

En lo que respecta a España, actualmente se está llevando a cabo un ensayo clínico en el Hospital Clínico de Barcelona y se prevé que esté a disposición de los pacientes en un futuro cercano.

LINFOMAS

ALGUNAS NOCIONES SOBRE EL SISTEMA LINFÁTICO

Un linfoma es un cáncer del sistema linfático que afecta a células de nuestro sistema inmune. Para situarnos, vayamos un poco más atrás, al aparato circulatorio: este está formado por el **sistema cardiovascular**, que conduce y hace circular la sangre por todo el organismo, y el **sistema linfático**, que es el afectado en el caso de los linfomas.

Centrémonos en el sistema linfático. Es una red de vasos linfáticos, semejante a la red de vasos sanguíneos, que recorre todo el cuerpo transportando la linfa (un líquido claro que contiene glóbulos blancos, especialmente linfocitos como las células B y T).

Además, también son parte de este sistema los **ganglios linfáticos**, de los que ya hemos hablado porque son el destino predilecto de las células tumorales cuando emprenden su viaje fuera del tumor primario.

Los ganglios linfáticos, para poner un ejemplo fácilmente reconocible por todos, son esas bolitas que notamos inflamadas en el cuello y se sienten hinchadas al palparlas con los dedos cuando tenemos una infección en la garganta. Esto ocurre porque, cuando tenemos una infección, **nuestro organismo moviliza un ejército de glóbulos blancos (linfocitos) donde sea necesario para capturar y remover a los intrusos** y estos se acumulan en los ganglios linfáticos cercanos a ese lugar.

Además de en el cuello, también tenemos grupos de ganglios linfáticos en las axilas, el pecho, el abdomen y las ingles. Y el timo, el bazo y las amígdalas son también parte del sistema linfático.

Los linfomas suelen aparecer en los ganglios linfáticos y se clasifican en **linfomas no Hodgkin** y **linfomas de Hodgkin** según el tipo de células afectadas.

LINFOMAS NO HODGKIN

Los linfomas no Hodgkin derivan de **células B** y **células T**, que son linfocitos muy importantes en la activación de la inmunidad y, en este tipo de tumores, las células anormales se dividen sin parar y no mueren cuando envejecen, aunque lo peor es que no ejercen su función de protegernos contra las infecciones, solo se acumulan y se acumulan hasta formar una masa o tumor.

SÍNTOMAS

Este tipo de linfomas se manifiestan a través de **ganglios linfáticos inflamados,** normalmente sin dolor, **problemas respiratorios, tos** y **dolor en el pecho, dolor o inflamación en el abdomen,** sarpullido o picazón en la piel, **pérdida de peso, debilidad, cansancio** sin razón aparente, **fiebre** y **sudores nocturnos.** Estos también pueden ser síntomas de enfermedades menos graves, cierto, pero como ya he dicho en este libro en muchas ocasiones, conviene visitar al médico si se prolongan en el tiempo.

DIAGNÓSTICO

Además de una **exploración física exhaustiva** y un **análisis de sangre,** se suele llevar a cabo una **biopsia de ganglio linfático** o una **aspiración de médula ósea y biopsia,** según el caso. Para practicar esta última prueba, se inserta una aguja especial para médula ósea en el hueso de la cadera o en el esternón con el fin de extraer médula ósea y un trocito de hueso y analizarlo todo al microscopio.

En algunos casos se hacen también pruebas de laboratorio como una **citometría de flujo** destinada a detectar la presencia de marcadores tumorales, **pruebas inmunohistoquímicas utilizando anticuerpos** para identificar determinadas proteínas o **análisis citogenéticos** para analizar si existen anomalías cromosómicas.

TIPOS DE LINFOMA NO HODKING

¿Recordáis los bastoncitos de caramelo? Pues las translocaciones, estos intercambios de material genético entre cromosomas diferentes, son frecuentes en ciertos tipos de linfoma no Hodking. Por ejemplo, en el **linfoma folicular**, una translocación entre los cromosomas 14 y 18 da lugar a la activación de un oncogén llamado BCL-2.

Por su parte, casi todos los pacientes con **linfoma de células del manto** presentan una translocación entre los cromosomas 11 y 14 que conlleva la sobreexpresión de una proteína, llamada **ciclina D1**, implicada en la regulación del ciclo celular.

Para analizar estas alteraciones cromosómicas, también se emplean otras técnicas, como la **hibridización *in situ* con fluorescencia** (FISH, por sus siglas en inglés). Como hemos mencionado en las secciones anteriores, las **pruebas de imagen** —incluyendo radiografías, tomografías y resonancias magnéticas— se emplean aquí también para descartar la presencia de metástasis.

FACTORES DE RIESGO

Entre los factores de riesgo de linfomas no Hodking está el **tener un sistema inmune debilitado**, por ejemplo, tras recibir medicamentos inmunodepresores después de un trasplante de órganos para evitar la reacción inmunitaria contra el órgano recibido de un donante. También algunas **infecciones provocadas por virus**, como el de la inmunodeficiencia humana (VIH), el virus de Epstein-Barr o el virus de la hepatitis C, o por bacterias como *Helico-*

bacter pylori, así como el padecer **enfermedades autoinmunes** como la artritis reumatoide o la psoriasis, que también aumentan el riesgo de desarrollar linfomas. Asimismo, **la exposición ocupacional** (por trabajo) **a herbicidas y ciertos productos químicos** también es uno de los factores de riesgo.

MODOS DE CLASIFICAR EL LINFOMA NO HODKING

Para denominar o clasificar estos linfomas, se incluye una letra, **E** o **S:**

* Si se trata de un **linfoma E** (extraganglionar), esto nos indica que el cáncer se encuentra en un **área distinta a los ganglios linfáticos o se ha diseminado a otros tejidos cercanos.**
* Si se trata de un **linfoma S** (de *spleen*, «bazo» en español), nos indica que el tumor se encuentra en el bazo.

ESTADIOS DEL LINFOMA NO HODKING

Además de estas dos letras, también se emplean los **números romanos,** desde **estadio I si el tumor está delimitado a un área linfática concreta** (ganglios, amígdalas, timo o bazo), hasta **estadio IV si ya ha invadido el líquido cefalorraquídeo** u órganos como el **hígado,** la **médula ósea** o los **pulmones.**

TRATAMIENTO

Las opciones de tratamiento son múltiples, aplicables según el caso, desde la **radioterapia** y la **quimioterapia,** a la **cirugía** y el **trasplante de células madre.**

Además, poco a poco van apareciendo nuevas opciones de **inmunoterapia** y **terapia dirigida.**

Como ya se ha comentado en el caso de las leucemias, si se produce metástasis en el cerebro la quimioterapia se administra a través del **reservorio de Ommaya** (quimioterapia intratecal), que en algunas ocasiones incluso se usa para prevenir que las células del linfoma se diseminen al encéfalo o a la médula espinal (profilaxis del sistema nervioso central).

También se emplean **inmunomoduladores** que potencian la respuesta inmunitaria para combatir las células tumorales, como la lenalidomida, un fármaco que también actúa como antiangiogénico ayudando a prevenir la formación de nuevos vasos sanguíneos.

En cuanto a **terapias dirigidas**, se han desarrollado anticuerpos monoclonales, inhibidores de la proteasoma e inhibidores de quinasas para el tratamiento de este tipo de tumores, en particular en adultos.

LINFOMAS DE HODGKIN

Estos tumores deben su nombre al médico estadounidense Thomas Hodgkin, que a principios del siglo XIX describió una enfermedad que afectaba a los ganglios linfáticos y al bazo, aunque él creía que su origen fuera infeccioso.

En el linfoma de Hodgkin clásico, las células tumorales son unos linfocitos B raros o anormales que se conocen como **células de Reed-Sternberg**, unas células gigantes (en comparación a un linfocito B normal) que reciben su nombre por los doctores estadounidenses Dorothy Reed Mendenhall y Carl Sternberg, que describieron las características microscópicas de esta enfermedad. Como siempre, mucha ciencia y muchas horas detrás de un microscopio para conocer mejor al enemigo.

DIAGNÓSTICO

Gracias a la **tomografía computarizada (TAC)**, la **tomografía por emisión de positrones** y una **biopsia de médula ósea o de ganglios linfáticos**, según el caso, el médico será capaz de averiguar en qué estadio se encuentra el cáncer.

ESTADIOS DEL LINFOMA DE HODKING

Al igual que en los linfomas no Hodgkin, los estadios van del I al IV, siendo el **estadio I** cuando **el tumor está localizado en un grupo de ganglios linfáticos** (en los ganglios linfáticos del cuello o de la axila, por ejemplo), y el **estadio IV**, cuando **las células tumorales han encontrado una nueva morada** en el hígado, en el pulmón o en un hueso.

CLASIFICACIÓN DE LOS LINFOMAS DE HODKING

También se usa una clasificación con letras: A, B, E y S.

- La **A** se usa cuando la persona no ha tenido ningún síntoma y el tumor se ha descubierto por casualidad en un examen periódico.
- La **B** si se han tenido ya síntomas como sudores nocturnos, fiebre o pérdida de peso sin razón aparente.
- La **E** denota que el linfoma ya ha salido del sistema linfático y ha invadido el hígado o el pulmón.
- La **S** si se encuentra en el bazo.

TRATAMIENTO

En cuanto a las terapias, en la mayoría de los casos se usa **quimioterapia,** en general administrada a través de la vena (intravenosa).

Muchas veces se recibe **radioterapia** después de la quimioterapia para complementar el tratamiento. Dependiendo de la localización del tumor, si se necesita dirigir la radioterapia a la zona de la pelvis, esto puede provocar infertilidad temporal o permanente, por lo que, si se piensa en tener hijos en el futuro, es conveniente comentarlo con el médico para preservar los óvulos o los espermatozoides antes de empezar la radioterapia. Los óvulos o espermatozoides se congelarán y podrán esperar hasta el momento óptimo para ser descongelados y, con la ayuda de tratamientos de inseminación artificial, fecundación *in vitro*, etc., el paciente podrá cumplir sus sueños de ser padre o madre cuando todo haya pasado.

Si la **detección es precoz** (en estadios tempranos de la enfermedad) y el estado funcional del paciente es lo suficientemente bueno como para soportar el tratamiento, los resultados suelen ser positivos, siendo los linfomas de Hodgkin los de mejor pronóstico.

Al igual que en los linfomas no Hodgkin, en los de Hodgkin el trasplante de células madre y ciertas terapias dirigidas son también opciones de tratamiento.

Ahora bien, se debe tener en cuenta que, tanto en las leucemias como en los linfomas, se deben extremar los cuidados para evitar infecciones, ya que el sistema inmunitario está completamente desvalido.

CÁNCER DE MAMA Y OTROS TUMORES PROPIOS DE LA MUJER (CÁNCER DE OVARIO, ÚTERO O CÉRVIX)

Aunque hasta el momento hemos ido describiendo un tipo tumoral por apartado, en este englobaremos varios tipos de cáncer que afectan a la mujer. Empezaremos por el más frecuente, el cáncer de mama.

CÁNCER DE MAMA

LA NECESARIA DETECCIÓN PRECOZ

Todos tenemos en nuestro entorno un familiar o una amiga que ha sufrido esta enfermedad, y también aparecen casos de personas famosas en los noticieros, y es que allí donde miremos existe una mujer luchando contra esta dolencia, y esto ya nos proporciona el primer dato a comentar sobre esta enfermedad: el cáncer de mama es con diferencia **el más frecuente en la mujer,** hasta el punto de que una de cada ocho mujeres puede verse afectada por esta enfermedad (es decir, un 12,5 %). A nivel mundial se diagnostican más de un millón y medio de casos de cáncer de mama cada año, casi 30.000 solo en España.

Pero también las mujeres con cáncer de mama que tenemos a nuestro alrededor nos proporcionan el segundo dato a comentar: **en muchos casos el cáncer de mama se cura.** Después de meses e incluso años muy duros, vemos que muchas admirables guerreras ganan la batalla al cáncer. La cuestión es: **¿por qué algunas lo superan y otras no?**

Para responder a esta pregunta uno de los factores que marca la diferencia está literalmente al alcance de nuestras manos: la detección precoz, es decir, cuanto más pronto se detecte la enfermedad, mejor. Y si digo que está al alcance de nuestras manos es precisamente porque la detección de un bulto o una masa con tus propias manos en un autoexamen de mama puede salvarte la vida.

EL AUTOEXAMEN DE MAMA

El autoexamen de mama es una revisión periódica que deben llevar a cabo todas las mujeres unos 3-5 días después del comienzo del período menstrual, o el mismo día de cada mes una vez alcanzada la menopausia. Se puede realizar acostada en la cama o incluso en la ducha. Debe hacerse trazando pequeños movimientos de arriba abajo y luego en círculos, suaves pero con firmeza, hasta examinar ambas mamas y teniendo en cuenta que la mayoría de las mujeres tienen alguno o varios bultos en las mamas, por lo que **el objetivo del autoexamen es detectar si aparece un bulto nuevo o si alguno está creciendo o se siente más duro.**

También es importante palpar las axilas y presionar suavemente los pezones para verificar si hay alguna secreción. Por último, se deberán revisar las mamas frente al espejo en búsqueda de cambios de textura, hoyuelos, arrugas o cualquier otra irregularidad.

Ante cualquier sospecha, se deberá acudir al médico para una revisión exhaustiva y que, de ser conveniente, este programe exámenes adicionales como una **mamografía.**

DIAGNÓSTICO

La mamografía es un tipo especial de radiografía de las mamas, por lo que conlleva exposición a radiación, y es por esto por lo que se debe valorar con el médico cuándo comenzar a realizarlas y con qué frecuencia una mujer se debe someter a ellas, algo que dependerá también de sus antecedentes y edad, entre otros factores. En España casi todas las comunidades autónomas recomiendan una mamografía cada dos años en mujeres sanas con edades comprendidas entre los cincuenta y los sesenta y nueve años, aunque en algunas regiones este rango se amplía desde los cuarenta y cinco y hasta los setenta y cinco años.

Si gracias a tus propias manos has detectado un tumor, lo primero que hará tu médico es verificar si se trata de un **tumor benigno** (un bulto no canceroso) o un **tumor maligno** (cáncer).

Los tumores benignos generalmente no son dañinos, no se diseminan a otras partes del cuerpo y, en general, una vez extirpados por cirugía, no vuelven a crecer.

Por el contrario, un tumor maligno puede poner en peligro la vida, diseminarse e invadir otros órganos y volver a crecer después de ser extirpado.

Es importante tener en cuenta que las células cancerosas pueden viajar en primer lugar a los **ganglios linfáticos cercanos**, esto es, aquellos ubicados en la axila, es por ello por lo que **el autoexamen de mama debe incluir una revisión de las axilas**.

Cuanto antes se detecte el cáncer, la probabilidad de que haya invadido otros órganos será menor, por lo que insisto en que un autoexamen mensual de las mamas podría salvar la vida.

TIPOS DE CÁNCER DE MAMA

El tipo de cáncer de mama más frecuente (siete de cada diez casos) es el **carcinoma ductal**, que afecta a los ductos o conductos por donde fluye la leche desde los lobulillos al pezón. Los lobulillos están formados por grupos de glándulas muy pequeñitas que pueden producir leche. Un grupo de lobulillos conforma un lóbulo, y cada mama tiene unos 15-20 lóbulos.

El segundo tipo de cáncer de mama más común (uno de cada diez) es el **carcinoma lobular,** que afecta a los lóbulos de la mama.

LOS ESTADIOS DEL CÁNCER DE MAMA

Para determinar el estadio o etapa en la que se encuentra un tumor, se llevarán a cabo varias pruebas que incluyen **biopsias de ganglios linfáticos, tomografías computarizadas, resonancias magnéticas o tomografías por emisión de positrones,** todas ellas tendentes a determinar si hay **metástasis,** es decir, si el cáncer se ha extendido o si se ha diseminado por el resto del cuerpo.

Los estadios se identifican con números romanos, del 0 al IV, desde aquellos **carcinomas** *in situ,* es decir, una masa de células tumorales que no ha invadido los tejidos circundantes, pasando por aquellos en los que hay ganglios linfáticos afectados, hasta aquellos en los que las células cancerosas se han diseminado a otras partes del cuerpo como pulmones, hígado, huesos y cerebro.

TRATAMIENTO DEL CÁNCER DE MAMA

La **cirugía** es el tratamiento más común en el cáncer de mama, aunque el tipo de cirugía dependerá del caso en concreto tras una exhaustiva valoración de los riesgos y beneficios. En algunos casos el médico aconsejará una **extirpación parcial de la mama,** en la que solo se retira el tumor y algo del tejido circundante; o una **extirpación total de la mama (mastectomía),** incluyendo o no los ganglios linfáticos de la axila. Para algunas mujeres esto último puede resultar traumático, ya que estéticamente se verán distintas, y aunque este asunto vaya más allá de la estética y todos sabemos que la salud es lo primordial, una **cirugía reconstructiva** puede devolver la sonrisa tras una situación devastadora.

En todo caso, tras la cirugía en algunos casos se lleva a cabo **radioterapia,** es decir, terapia de radiación que usa rayos de alta energía para eliminar las células cancerosas.

¿Y cómo encontrar más piezas del rompecabezas que los médicos intentan armar para descifrar la enfermedad? La **biopsia** es clave. Ese trocito del tejido tumoral se estudiará a fondo para encontrar las pistas que nos lleven a identificar el mejor tratamiento disponible. Una de las primeras pruebas que se llevará a cabo es la **prueba de receptores hormonales**, ya que algunos tumores necesitan hormonas para crecer y, como explicaré a continuación, esto juega a nuestro favor.

Me explicaré con detalle: algunos tumores de mama tienen receptores para estrógeno, para progesterona o para ambas hormonas. Esto quiere decir que las células que forman el tumor tienen un arranque donde hay una llave que encaja muy bien: **las hormonas**. Las hormonas secretadas por nuestro propio cuerpo (y que han sido fundamentales durante el desarrollo, la maternidad, etc.) son ahora la llave que arranca el coche, en este caso que arrancan el crecimiento celular.

¿Y por qué esto juega a nuestro favor? Porque este tipo de tumores pueden tratarse con **terapia hormonal**, que en realidad es una terapia antihormonal, es decir, que impide que las células tumorales obtengan las hormonas de las que depende su crecimiento. Para ello se pueden **extirpar los ovarios** (donde se produce el estrógeno), o se pueden utilizar **fármacos** para reducir la cantidad de estrógenos producido por los ovarios o para bloquear la actividad del estrógeno en el cuerpo, como el tamoxifeno.

Otros tumores de mama, en cambio, producen grandes cantidades de una proteína que promueve el crecimiento celular, conocida como proteína HER2 (receptor 2 de factor de crecimiento epidérmico humano) y de la que ya hemos hablado. En este caso la buena noticia es que gracias a los avances científicos se ha logrado desarrollar una terapia dirigida contra HER2: el trastuzumab, un **anticuerpo monoclonal humanizado capaz de bloquear la acción de esta proteína HER2**. Como comentamos en apartados anteriores, en cantidades normales HER2 desempeña un papel importante en el crecimiento y desarrollo de las células epiteliales, pero muchas células tumorales tienen una amplificación de la región cromosómica donde está localizado HER2, por lo que hay muchas copias de HER2 y esto da lugar a una sobreproducción de esta proteína, lo que les permite crecer y crecer hasta formar un tumor.

Pero, por desgracia, aproximadamente en quince de cada cien mujeres con cáncer de mama sus tumores no tienen receptores de estrógeno, no tienen receptores de progesterona y no producen una gran cantidad de proteína HER2, por lo que se denominan **triple negativo**, es decir, son negativos para estrógeno, para progesterona y para HER2, lo que complica su tratamiento.

LA IMPORTANCIA DEL SEGUIMIENTO

Tras un diagnóstico y tratamiento de cáncer de mama, se realizará un seguimiento cada tres o seis meses, según el caso, para asegurarse que todo haya funcionado bien y, de ser necesario, tomar medidas o modificar o intensificar el tratamiento.

Este seguimiento es crucial, ya que el cáncer puede volver, y hacerlo con más fuerza, por lo que se deben hacer revisiones con regularidad y no dar por sentado que la curación sea total tras la cirugía o el tratamiento.

FACTORES DE RIESGO

Después de una experiencia como esta, en muchos casos las personas suelen modificar radicalmente su estilo de vida, dando mayor importancia a llevar una vida sana, hacer más ejercicio o comer más saludable. Ojalá todos nos diéramos cuenta de la importancia de un estilo de vida saludable, ya que se ha demostrado que esto reduce significativamente el riesgo de desarrollar muchos tipos de cáncer. En el caso del cáncer de mama, la **edad avanzada** es el principal factor de riesgo, y aunque contra eso no podemos hacer nada, sí podemos hacerlo contra otros dos factores de riesgo: la **obesidad** y el **consumo de alcohol**.

CÁNCER DE MAMA HEREDITARIO

Aunque en nuestras manos está reducir riesgos, también hay casos en los que la genética nos juega una mala pasada. En el cáncer de mama, uno de cada diez casos es hereditario. La mayoría de estos casos están relacionados, como ya hemos visto, con **cambios** o **mutaciones** en dos genes: **BRCA1** o **BRCA2**. La función de estos genes es **reparar el daño celular** y **mantener el crecimiento normal de las células** de mama, ovario y otras. Sin embargo, cuando estos genes tienen **mutaciones que se transmiten de una generación a otra** y **no funcionan correctamente,** aumenta el riesgo de cáncer de mama y ovario. Si en una familia hay antecedentes de cáncer de mama hereditario, se deben extremar las precauciones. No necesariamente ha de optarse por la radical decisión de Angelina Jolie de extirparse ambas mamas, pero sí se debe acudir a un consejo genético donde los médicos evaluarán la existencia de mutaciones y decidirán las medidas convenientes considerando el balance entre riesgo y beneficio.

CÁNCER DE OVARIO

FACTORES DE RIESGO Y MEDIDAS PREVENTIVAS

Pasemos ahora a otro tipo de cáncer que atañe a la mujer: el cáncer de ovario. Al igual que en el cáncer de mama, solo un 5-10 % corresponde a casos hereditarios en mujeres portadoras de mutaciones en BRCA1 o BRCA2; el resto son casos esporádicos en los que el incremento de riesgo se ha visto **asociado a la edad avanzada,** puesto que cuantos menos hijos y más tarde se tengan, el riesgo de sufrir cáncer de ovario aumenta.

Los **embarazos** y la **lactancia,** así pues, protegen contra este tipo de cáncer, así como el **ejercicio moderado** y la **dieta saludable rica en frutas y vegetales y pobre en grasas animales.** El uso de **anticonceptivos orales** parece también proteger contra esta enfermedad, y se estima que reduce hasta un 50 % su incidencia en mujeres que han tomado anticonceptivos durante cinco años o más. Por el contrario, se debe tener en cuenta también que **el uso de anticonceptivos** incrementa el riesgo de padecer cáncer de cérvix uterino o enfermedades cardiovasculares.

DIAGNÓSTICO

Aunque el cáncer de ovario no es un tipo de cáncer muy común, **provoca más muertes que cualquier otro cáncer del aparato reproductor femenino.** Esto está relacionado con la ineficacia en su detección precoz: mientras un autoexamen puede ponernos en alerta acerca de un potencial tumor de mama, el cáncer de ovario no suele diagnosticarse a tiempo, y hasta el 75 % de los casos se detectan cuando ya se encuentran en fases avanzadas. Las dos pruebas más frecuentes para detectar el cáncer de ovario son la **ecografía transvaginal** y la **prueba de sangre CA-125.**

CA-125 es una proteína que se encuentra en la sangre y respecto a ella se ha visto que sus niveles son muy altos en muchas mujeres con cáncer de ovario, por lo que hoy en día se usa como **marcador tumoral** (aunque se debe tener en cuenta que no es un marcador definitivo, ya que los niveles de CA-125 pueden ser elevados por otras causas que no tienen nada que ver con el cáncer de ovario). Los niveles de CA-125 también pueden ser muy útiles para saber si el tratamiento antitumoral está surtiendo efecto, ya que se ha observado que sus niveles bajan cuando la terapia está funcionando.

INCIDENCIA Y TRATAMIENTO

En España se diagnostican unos 3.000 casos anuales de cáncer de ovario, lo que representa un 5 % de los tumores en mujeres, tras el cáncer de mama, colon y útero. El tratamiento por excelencia es la **cirugía,** y dependiendo del caso se complementa con **quimioterapia.**

CÁNCER DE ÚTERO

TIPOS DE CÁNCER DE ÚTERO

Pasemos ahora a otro órgano propio de la mujer, el útero, ese órgano donde se desarrolla el bebé durante el embarazo. Hay diferentes tipos de cáncer de útero, el más común comienza en el **endometrio,** una fina membrana que recubre el interior del útero.

Parte del endometrio es lo que se desprende y se expulsa en cada ciclo menstrual si la mujer no ha quedado embarazada, y se regenera o vuelve a formarse para el ciclo menstrual siguiente; un proceso controlado por las hormonas.

El **cáncer de endometrio es el tumor ginecológico más común**, y su frecuencia aumenta en mujeres mayores de cincuenta años.

FACTORES DE RIESGO

Como en los casos comentados anteriormente, las **alteraciones hormonales** y la **obesidad** son también factores de riesgo de cáncer de endometrio. Asimismo, el uso prolongado de **tamoxifeno** (que se usa para tratar el cáncer de mama) puede aumentar el riesgo. La **exposición a radiación de la pelvis** o el uso de **terapia de reemplazo hormonal solo con estrógeno** (para la menopausia) durante muchos años también son factores de riesgo.

SÍNTOMAS

En este caso parece ser que nuestro cuerpo nos avisa a tiempo: a diferencia de otros tumores, el cáncer de útero puede comenzar a dar síntomas cuando aún está en sus inicios, cuando apenas está surgiendo, y ahí es cuando se tiene que estar atento: si se detecta una **hemorragia** o un **sangrado vaginal anormal**, ya sea más abundante, más **prolongado** o con un **patrón irregular**, esto puede ser una señal de alarma. También lo es un **flujo vaginal anormal**, especialmente en mujeres que ya están en la menopausia, **dificultades para orinar**, así como **dolor durante las relaciones sexuales**. Es muy importante que no se achaquen estos cambios a la edad o a la cercanía de la menopausia. Lo que es más recomendable, una vez más, es acudir al médico ante la duda.

Muchas veces podrá tratarse solo de una **hiperplasia del endometrio**, una enfermedad benigna que suele aparecer alrededor de los cuarenta años, pero que si no se trata a tiempo puede llegar a evolucionar hacia la malignidad.

En fases más avanzadas se suelen presentar también **dolores en el área pélvica y pérdida de peso.**

DIAGNÓSTICO

Para el diagnóstico, el médico llevará a cabo un **examen ginecológico exhaustivo,** con **ecografía transvaginal** para poder examinar la existencia de posibles anomalías en el útero que pudiesen ser un tumor. De existir alguna sospecha, tomará una **biopsia** (una muestra del tejido endometrial sospechoso) introduciendo un tubo largo y flexible a través del cuello del útero. Esa muestra será analizada por los patólogos para poder determinar si se trata de un tumor.

De ser conveniente, se realizará una **tomografía computarizada (TAC),** una **resonancia magnética nuclear** u otras pruebas de imagen para visualizar las diferentes estructuras del cuerpo y descartar la presencia de metástasis.

TRATAMIENTO

El tratamiento más común es la **histerectomía,** una cirugía para extirpar el útero. Dependiendo del caso pueden extraerse también los **ovarios** y las **trompas uterinas** (de Falopio). A veces también se programa **terapia hormonal, radioterapia** o **quimioterapia.**

CÁNCER DE CUELLO UTERINO (CÁNCER DE CÉRVIX)

EL CÁNCER DE CÉRVIX Y EL VIRUS DEL PAPILOMA HUMANO

El cáncer de cérvix o cáncer de cuello uterino, el tercer tipo de cáncer más común en las mujeres, **no debe confundirse con el cáncer de útero.**

El **cérvix es el túnel que conecta la vagina con el útero** y produce la mucosidad que ayuda a los espermatozoides a moverse desde la vagina al interior del útero durante las relaciones sexuales. Sin embargo, este contacto con el exterior expone directamente al cérvix a ciertos enemigos, en particular al **virus del papiloma humano (VPH)**, que es transmitido por contacto sexual y es el causante del cáncer de cérvix.

Pero no hay que asustarse, porque no todas las mujeres infectadas por el VPH llegarán a desarrollar cáncer de cérvix, esto dependerá de muchos factores. La gran mayoría de mujeres es capaz de hacer frente a este virus gracias a «los guerreros» que usa nuestro organismo para combatir las infecciones, nuestro **sistema inmune**. Así, la mayoría de las mujeres saldrá airosa, si bien no todas lo logran.

FACTORES DE RIESGO

Se ha visto que las mujeres que más riesgo tienen son las que han parido muchos hijos, las que han usado pastillas anticonceptivas durante mucho tiempo, las que fuman o las que están infectadas por el virus del VIH.

Afortunadamente, las células normales no se transforman de un día para otro, este es un proceso que suele tardar años, por lo que, al ser un tejido de fácil acceso, el ginecólogo puede tomar una muestra de células del cuello uterino haciendo una **citología vaginal** (prueba de Papanicolau) para detectar células anormales y tomar las medidas convenientes si observa que algo no va bien.

Se recomienda una citología vaginal al año en mujeres de entre treinta y sesenta y cinco años, y mi consejo es que no te quedes atrás, ya que **si el cáncer de cérvix se detecta y trata en sus primeras etapas es curable hasta en el 90 % de las mujeres.**

Otro método de diagnóstico de que se dispone es la **prueba de detección del VPH**, que es útil cuando los resultados son anormales o no son definitivos.

SÍNTOMAS

Por tanto, ten en cuenta que mucho está en nuestras manos y acude a tu revisión ginecológica al menos una vez al año. Esas células anormales quedarán al descubierto enseguida y podrás atacarlas cuando aún se trate de pocas y no sean tan malignas. Y es que, a diferencia del cáncer de endometrio, **el cáncer de cérvix a menudo no presenta síntomas hasta que ya está en fases avanzadas** en que las células cancerosas se han diseminado a otros tejidos u órganos. En esta etapa los síntomas son similares a los mencionados para el cáncer de endometrio, incluyendo **sangrados anormales, dolor pélvico** y **dificultad para orinar.** Una vez más, no pases por alto las alertas que te envía tu cuerpo.

LAS VACUNAS CONTRA EL VPH

Actualmente se ha extendido el uso de vacunas contra el VPH que protegen contra la infección por ciertas cepas. **Las vacunas deben aplicarse tanto a niñas como a niños de entre once y doce años** (pudiendo administrarse hasta los veintiséis años, siempre y cuando no se hayan mantenido relaciones sexuales), considerando que el contagio se da por contacto sexual, pero también porque se han encontrado asociaciones entre el VPH y el cáncer de pene, ano, boca y garganta, todo esto dependiendo de las prácticas sexuales.

Dependiendo de la vacuna se administran dos o tres dosis.

El riesgo a desarrollar estos tipos de cáncer depende del sistema inmunitario, pero también del historial sexual. El riesgo es más alto si se inician las relaciones sexuales a una edad temprana (antes de los dieciocho años), o si se mantienen múltiples parejas sexuales o una pareja que participe en actividades sexuales de alto riesgo. Pero no bajes la guardia solo por estar vacunado, ten en cuenta que las vacunas no protegen contra todas las cepas.

ESTADIOS DEL CÁNCER DE CÉRVIX

Los estadios del cáncer de cérvix van del 0 al IV, siendo el estadio 0 un **carcinoma localizado** que no invade la habitación de al lado, y a partir del 1 van invadiendo poco a poco la habitación de al lado, la casa del vecino y hasta el edificio contiguo, llegando a afectar a la **vagina,** la **pelvis,** la **vejiga,** el **recto** e incluso **órganos más distantes.** Una vez que las células tumorales han tomado la manzana entera, es muy difícil poder controlarlas, pero cuando están aún bajo un mismo techo es el momento de actuar. Extrema las medidas de precaución que tienes a tu alcance: el médico solo necesitará un par de minutos para tomar una muestra de las células del cuello uterino que puede salvar tu vida.

TRATAMIENTO
Como en todo tipo de cáncer, la decisión del tratamiento dependerá principalmente del tamaño del tumor y, si se ha diseminado o no. También dependerá de si la mujer quiere quedar embarazada en el futuro. Dependiendo del caso, se extirpará mediante **cirugía** solo el cérvix, parte de la vagina y los ganglios linfáticos de la pelvis (cervicectomía radical), o incluso el útero (histerectomía completa).

Además, en algunos casos se recurre a la **radioterapia**, o a la **quimioterapia** si el cáncer se ha extendido.

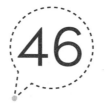

MESOTELIOMA

¿QUÉ ES EL MESOTELIO?

El mesotelio es una membrana que recubre los pulmones, el estómago, el corazón y otros órganos. Al cáncer de ese tejido se le denomina **mesotelioma**, y puede ser **benigno** (no canceroso) o **maligno** (canceroso). El mesotelioma maligno no es muy frecuente, pero es extremadamente agresivo y de momento no se dispone de tratamientos efectivos.

FACTORES DE RIESGO

Este tipo de cáncer está claramente asociado a la **exposición ocupacional al asbesto** (también conocido como **amianto**), es decir, personas expuestas a la inhalación de asbesto en su trabajo. Sin embargo, el mesotelioma suele aparecer varias décadas después de la exposición.

Los **asbestos**, como ya hemos visto, son un **grupo de minerales de origen natural que tienen forma de un manojo de fibras que pueden separarse en hilos delgados**. Estas fibras resultan muy útiles en la industria, ya que son muy fuertes, resisten el calor, el fuego y muchas sustancias químicas. Se han empleado tradicionalmente como material aislante en la construcción de inmuebles y barcos, así como para fabricar partes de los frenos y embragues de los coches, textiles y muchos otros objetos más. En fin, que desde la Revolución Industrial se ha venido usando asbesto en casi todo tipo de industrias, por lo que ha habido (y hay) muchísimas personas expuestas al asbesto.

UN POCO DE HISTORIA

El primer síntoma que presentaron los trabajadores expuestos al asbesto fue **fibrosis pulmonar**, la formación de tejido cicatricial en el interior del pulmón. El tejido pulmonar cicatrizado no se expande ni se contrae normalmente, lo que provoca problemas respiratorios. El primer caso bien documentado de **asbestosis** (fibrosis pulmonar por exposición a asbesto) data de 1906, en un empleado de una industria textil. Inglaterra fue en 1930 el primer país que tomó medidas para proteger a sus trabajadores, que consistieron en instalar sistemas de ventilación y escapes de emisiones, pero luego se vivieron los peores años, ya que durante la Segunda Guerra Mundial hubo muchísimos trabajadores expuestos a niveles muy altos de asbesto durante la construcción de miles de barcos.

Con los años empezaron a aparecer más evidencias de la relación entre la exposición al asbesto y el desarrollo de mesoteliomas, por lo que poco a poco la sociedad comenzó a tomar conciencia al respecto y se establecieron **legislaciones para reducir o prohibir su uso**. Sin embargo, considerando que se usó durante décadas como material aislante en la construcción, incluso hoy en día la renovación o demolición de edificios conlleva la exposición al asbesto. Afortunadamente, siempre y cuando el material que contiene asbesto no se dañe, ya sea por taladrar, picar o demoler, las fibras de este no se desprenden al ambiente en el que uno trabaja.

En España el uso de asbesto se prohibió a principios del siglo XXI, en 2002, y en la Unión Europea definitivamente en 2005, pero aún hay muchos países en los que se sigue usando en grandes cantidades. En 2005 la Organización Mundial de la Salud calculó que había aproximadamente 125 millones de trabajadores en el mundo expuestos a asbestos, a pesar de que su relación con el cáncer y otras enfermedades se conoce desde hace más de sesenta años.

Las legislaciones de muchos países regulan las indemnizaciones a trabajadores con enfermedades relacionadas con su **exposición ocupacional a asbestos**. Un caso reciente en España obligó a la empresa Uralita, la multinacional española dedicada a materiales de la construcción, a indemnizar con casi 350.000 euros a un antiguo trabajador que sufrió cáncer de pulmón por exposición al asbesto. Existen también casos de mesotelioma en familiares de trabajadores que resultaron afectados, sin estar ellos expuestos directamente, solo por los restos de asbestos que pudieron llevar a casa impregnados en la ropa o el calzado esos trabajadores, restos que afectaron a sus familias. También se han dado casos de afectados por residir cerca de las minas o fábricas donde se trabaja con asbesto. Así pues, ya no es solo un tema de **exposición ocupacional**, sino también **ambiental**.

Por otro lado, la exposición al asbesto no solo ocurre por **inhalación** de las diminutas partículas que flotan en las densas nubes de polvo de asbesto, sino también por **deglución** al consumir alimentos o líquidos contaminados (como el agua que fluye por tuberías construidas de cemento de asbesto).

En todo caso, considerando que pueden pasan varias décadas desde la exposición al asbesto hasta la aparición de los primeros síntomas, por desgracia **aún quedan muchos casos de mesotelioma por diagnosticar.**

Respecto a esto, en algunos países hay potentes campañas de difusión en la televisión, la radio e incluso mediante vallas publicitarias en las que se informa a la población de que si alguien ha estado expuesto al asbesto durante algún momento de su vida debe someterse a revisiones médicas periódicas y estar atento a cualquier síntoma de la enfermedad; incluso hay empresas dedicadas a tramitar las indemnizaciones a trabajadores expuestos a asbestos.

SÍNTOMAS Y DIAGNÓSTICO

Los primeros síntomas del mesotelioma incluyen **dificultad para respirar o tragar, tos persistente, tos con sangre, dolor en el pecho o abdomen, fiebre** y **sudores nocturnos, náuseas, pérdida de peso** y **anemia.** Al principio existe un largo período de latencia en el que no se presentan síntomas específicos, por lo que la mayoría de los enfermos se diagnostican cuando la enfermedad ya está avanzada. El médico realizará **pruebas de imagen,** como radiografías, ecografías, tomografías computarizadas (TAC) o resonancias magnéticas para detectar el cáncer y evaluar su diseminación, y también se practicará una **biopsia** para confirmar el diagnóstico.

Las opciones de tratamiento incluyen la **cirugía,** la **quimioterapia** y la **radioterapia**; sin embargo, no existen aún tratamientos muy exitosos.

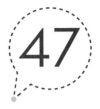

CÁNCER DE MÚSCULOS

DENOMINACIÓN Y TIPOS DE CÁNCER DE MÚSCULOS

Los tumores de los músculos pueden ser benignos o malignos. A los tumores benignos, no cancerosos, se los conoce como **miomas**, mientras que a los tumores malignos se los denomina **miosarcomas**.

Estas designaciones obedecen a que el prefijo *mio-* se usa para referirse al músculo y, dependiendo del tipo que se vea afectado, se antepondrá el prefijo *leio-* o *rabdo-*.

Pero mejor expliquémoslo con más detalle y adentrémonos en esos juegos de palabras que tanto nos gustan y que resultan tan informativos: *leio-* se usa para los **músculos lisos que accionamos involuntariamente**, como los del aparato digestivo, en tanto que *rabdo-* se usa para los **músculos estriados** o también llamados **músculos esqueléticos**.

Así, los tumores benignos de músculo liso se conocen como **leiomiomas**, y los de tumores benignos de músculos estriados son **rabdomiomas**, mientras que, si son malignos y de músculo liso, serán **leiomiosarcomas**, o **rabdomiosarcomas** si son malignos y de músculo estriado.

LOCALIZACIÓN, FRECUENCIA Y EDAD DE LOS PACIENTES

Los tumores musculares ocurren con **muy poca frecuencia**, los rabdomiosarcomas afectan casi únicamente a **niños**, y los leiomiosarcomas se localizan en músculos viscerales o principalmente en el **útero**.

Respecto a este último, es conveniente matizar que el sarcoma de útero es totalmente diferente al cáncer de endometrio (mucosa que recubre el interior del útero), sobre el que ya comentamos que las células tumorales aparecen en el revestimiento del útero.

SÍNTOMAS, DIAGNÓSTICO Y TRATAMIENTO

Los síntomas de los miosarcomas dependerán de la localización del tumor, pero suelen pasar desapercibidos, ya que al principio causan pocos síntomas.

A veces se siente **algo de dolor en la zona afectada**, pero poco más, por lo que con frecuencia estos tumores se descubren por casualidad mientras se realiza una prueba de imagen (ecografía, tomografía...) motivada por otra causa.

De ser conveniente se tomará una **biopsia** para confirmar si es o no maligno, o se hará un **seguimiento de su evolución** mediante **resonancia magnética**.

Después, por lo general, se tratan mediante **cirugía**, algunas veces precedida de **quimioterapia** para reducir el tamaño del tumor antes de la intervención quirúrgica, y dependiendo del caso también pueden tratarse con **radioterapia**.

Se realizarán también pruebas adicionales para determinar si las células cancerosas se han dispersado a tejidos cercanos o a otras partes del cuerpo.

CÁNCER DE PÁNCREAS

CÉLULAS EXOCRINAS Y ENDOCRINAS

El páncreas es una glándula localizada detrás del estómago y delante de la columna vertebral capaz de fabricar sustancias necesarias para el funcionamiento del organismo.

Y es que las sustancias que produce el páncreas son vitales, imprescindibles para el correcto funcionamiento de nuestro cuerpo. El páncreas dispone de dos tipos de células que fabrican estas sustancias: células exocrinas y células endocrinas.

- Las **células exocrinas** producen las enzimas contenidas en los jugos pancreáticos que ayudan a digerir los alimentos.
- Las **células endocrinas** producen hormonas (insulina y glucagón) que ayudan a controlar los niveles de azúcar en sangre.

Pero veamos más en detalle la labor de las células endocrinas y qué relación guardan con el cáncer de páncreas.

CÓMO FUNCIONAN LAS CÉLULAS ENDOCRINAS

Las células endocrinas se agrupan en grupos o islotes denominados islotes de Langerhans o islotes pancreáticos. Cuando los niveles de azúcar en sangre son altos (por ejemplo, después de comer), las **células beta** del páncreas segregan **insulina,** y esto estimula a las células a tomar glucosa de la sangre, mientras que, si los niveles de azúcar en sangre son bajos, las **células alfa** del páncreas segregan **glucagón** y el hígado descarga glucosa en la sangre. De este modo, como vemos, insulina y glucagón son la pareja perfecta y se complementan para mantener los niveles de azúcar óptimos y constantes en la sangre. Esto es de vital importancia, ya que si los niveles son muy bajos (**hipoglucemia**) los primeros en sufrir sus consecuencias son el cerebro y la retina. Por el contrario, si los niveles son muy altos (**hiperglucemia**), nuestro organismo se descompensa (los conocidos como picos de glucosa en las personas con diabetes), y si no se controlan pueden llevar a un **coma diabético.**

Con esto queda claro que **sin páncreas no podemos vivir,** por lo que las enfermedades que afectan al páncreas son muy peligrosas.

ADENOCARCINOMAS

Casi todos los tumores de páncreas son **adenocarcinomas** que se originan en las células **exocrinas,** las que producen las enzimas necesarias para la digestión. Estas células revisten los conductos pancreáticos, canales por los que fluye el jugo pancreático que contiene las enzimas digestivas. Las enzimas digestivas son como «tijeras moleculares» que van cortando en trocitos las proteínas y los lípidos contenidos en los alimentos para que puedan ser absorbidas con facilidad.

Los adenocarcinomas de páncreas son el tipo de cáncer de páncreas más frecuente, que afecta a las células exocrinas que producen enzimas digestivas.

SÍNTOMAS Y DIAGNÓSTICO

En estadios tempranos este tipo de cáncer no presenta muchos síntomas, pero a medida que crece se pueden ir presentando síntomas como la **ictericia** (color amarillento de la piel y los ojos), **heces de** color claro u orina de color oscuro, dolor en el abdomen y en la espalda, fatiga y pérdida de apetito y peso. Utilizar pruebas de imagen como ecografías, resonancia magnética y tomografías puede ayudar al diagnóstico.

FACTORES DE RIESGO

Los factores de riesgo de cáncer de páncreas incluyen la edad avanzada, algunos síndromes genéticos hereditarios como la pancreatitis familiar (causada por mutaciones en el gen PRSS1), la obesidad, la diabetes, la pancreatitis crónica (inflamación prolongada del páncreas), la cirrosis del hígado y las úlceras estomacales. Así, aunque no hay maneras específicas de prevenir el cáncer de páncreas, evitar la obesidad, reducir el consumo de bebidas alcohólicas y no fumar son medidas que se pueden aplicar.

CLASIFICACIÓN DE LOS ADENOCARCINOMAS

Se hace mediante el sistema TNM, ya comentado con anterioridad, donde la T corresponde a las características del tumor, N hace referencia a la presencia de metástasis en nódulos (ganglios) linfáticos y M se refiere a la presencia de metástasis distantes. Esta letra va seguida de un o para denotar ausencia y del I al IV para denotar presencia y características específicas. Sobre la base de la clasificación TNM se definen cinco estadios, del o (*in situ*, tumor localizado) al IV (muy avanzado, con metástasis distantes).

TRATAMIENTO

Si el tumor es pequeño (menos de dos centímetros) y localizado (no ha salido fuera del páncreas), se extirpa mediante cirugía, pero lamentablemente, como no se suelen presentar síntomas hasta cuando la enfermedad ya está muy avanzada y se ha diseminado a ganglios linfáticos y a otros tejidos, el pronóstico de este tipo de cáncer no es bueno. Desafortunadamente, estos tumores son resistentes a la radioterapia y a la quimioterapia, es decir, estas terapias no funcionan en el cáncer de páncreas, por lo que se suelen aplicar **terapias paliativas** para mejorar la calidad de vida y aliviar el dolor.

TUMORES NEUROENDOCRINOS DE PÁNCREAS (TNE)

Además de los adenocarcinomas originados en las células exocrinas (las que producen las enzimas), existe también un tipo muy poco frecuente de cáncer de páncreas originado en las células endocrinas (las que producen las hormonas) que se denomina tumor neuroendocrino (TNE) de páncreas y puede ser benigno (no canceroso) o maligno (canceroso).

Los TNE malignos se conocen como cáncer de páncreas endocrino o carcinoma de células de los islotes, y tienen un mejor pronóstico que los adenocarcinomas de páncreas exocrinos. Estos tumores pueden ser capaces de fabricar hormonas (funcionantes) o no (no funcionantes).

TIPOS DE TNE FUNCIONANTES

Los TNE funcionantes se clasifican según la hormona que producen, y pueden ser:

- **Gastrinoma**, si producen gastrina.
- **Insulinoma**, si producen insulina.
- **Glucagonoma**, si producen glucagón.

SÍNTOMAS

Estos tumores causan más síntomas que los no funcionantes, ya que el exceso de hormonas puede causar estragos en el organismo.

- Demasiada **gastrina** puede causar úlceras de estómago, dolor abdominal, reflujo gastroesofágico y diarrea.
- Demasiada **insulina** baja el azúcar en la sangre y, en consecuencia, causa visión borrosa, dolor de cabeza, mareos, sudoración, cansancio y debilidad.

- Por el contrario, demasiado **glucagón** sube el azúcar en la sangre, lo que puede causar dolores de cabeza, piel y boca seca, frecuentes ganas de orinar, sed, cansancio y debilidad. También pueden presentarse erupciones cutáneas en la cara, el estómago o las piernas, y se pueden formar coágulos que afecten a los pulmones, los brazos o las piernas.

DIAGNÓSTICO Y TRATAMIENTO

Para el diagnóstico de los TNE de páncreas se emplean exámenes **bioquímicos de sangre,** incluyendo pruebas más específicas, como pruebas de gastrina, glucosa, insulina o glucagón sérico en ayunas, además de **pruebas de imagen,** como ecografía, resonancia magnética o tomografía. También se emplea un procedimiento denominado **angiograma** para observar los vasos sanguíneos y el flujo de sangre utilizando un tinte de contraste: conforme el líquido se desplaza por los vasos sanguíneos, se toman radiografías.

De ser conveniente se extraerá una **biopsia** utilizando una aguja que se inserta directamente en el páncreas, con la ayuda de una **ecografía,** o por **laparoscopia,** haciendo un corte en la pared del abdomen.

El tratamiento de estos tumores incluye **cirugía, quimioterapia y terapias para eliminar hormonas o bloquear su acción.**

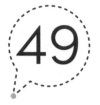

CÁNCER DE PIEL (MELANOMA)

EL MELANOMA Y LAS MEDIDAS DE PREVENCIÓN CONTRA EL SOL

Si te pregunto cuál es el órgano más grande de tu cuerpo, ¿qué responderías? Tal vez no hayas considerado la piel, pero sí, la piel es un órgano y es el más grande del cuerpo. El **melanoma** es uno de los tipos de cáncer de piel, y le dedicaremos una sección entera porque es, con diferencia, el peor tipo de cáncer de piel y el más agresivo. Sin embargo, mucho de lo que podemos hacer contra él está en nuestras manos, porque **es uno de los tipos de cáncer que se pueden prevenir.** Empecemos entonces por aquí, por lo que todos podemos hacer en nuestro día a día para prevenir el melanoma.

Primero, **aprendamos a cuidarnos del sol.** Es cierto que despertarnos, subir las persianas y encontrarnos con un día soleado nos mejora el ánimo y nos hace empezar el día con una sonrisa, y es que está científicamente confirmado que el sol nos hace más felices. **La exposición a los rayos solares aumenta los niveles de serotonina,** una sustancia química producida por el cerebro que tiene muchas y muy diversas funciones, pero entre ellas influye en nuestro estado de ánimo. Estudios científicos han demostrado también que los niveles de serotonina disminuyen en los meses de invierno, cuando hay solo pocas horas de luz solar, y aumentan en los días soleados del verano.

Igualmente, se ha demostrado que el trastorno afectivo estacional (SAD, por sus siglas en inglés), caracterizado por depresión durante el otoño y el invierno, está causado por una disminución de las concentraciones de serotonina en el cerebro de las personas susceptibles. Para tratar este trastorno se emplea **fototerapia**, una terapia a base de luz ultravioleta para estimular la actividad de los neurotransmisores cerebrales que también parece ser útil para tratar la depresión severa.

Pero además de hacernos felices, el beneficio más conocido del sol es que **estimula la producción de vitamina D en nuestra piel.**

La vitamina D ayuda al cuerpo a absorber el calcio necesario para los huesos, y también es importante para el funcionamiento correcto de los sistemas nervioso, muscular e inmunitario, así como resulta particularmente importante durante el embarazo y el desarrollo en edad infantil. La **deficiencia de vitamina D** puede provocar enfermedades como la **osteoporosis** y el **raquitismo**, y se ha relacionado también con el riesgo de **apnea obstructiva del sueño**, caracterizada por paradas de la respiración (apneas) de forma repetida mientras dormimos.

Sin embargo, hay que tener en cuenta que **la piel solo puede producir una cantidad limitada de vitamina D a la vez** y, superado ese límite, permanecer más tiempo al sol no continuará aumentando nuestros niveles de esta vitamina, por el contrario, tendrá efectos adversos, ya que **aumentará el riesgo de cáncer de piel.**

Existen también evidencias de que la exposición al sol estimula la actividad de las células T, aquellas involucradas en la respuesta inmunológica y la lucha contra las infecciones. Con todo esto queda claro que **necesitamos exponernos al sol, pero con precaución.**

LOS DAÑOS DEL SOL Y CÓMO EVITARLOS

La exposición excesiva a la **radiación ultravioleta (UV) de la luz solar** provoca quemaduras y envejecimiento cutáneo prematuro, y se ha asociado directamente a enfermedades cutáneas graves e incluso letales, como el cáncer de piel.

Como consecuencia de una exposición repetida y continuada a la radiación UV ocurren **modificaciones en el ADN** (mutaciones) que de forma natural son **reparadas por los mecanismos celulares.**

Sin embargo, el efecto acumulativo de modificaciones no reparadas o la aparición de mutaciones puntuales en genes implicados en cáncer puede desencadenar la aparición y el desarrollo tumoral.

El desarrollo del melanoma, el tipo de cáncer de piel más agresivo y con las tasas de mortalidad más altas, tiene una relación directa con la exposición al sol, especialmente con las quemaduras solares durante la niñez. Es por ello por lo que se deben extremar las precauciones en el caso de los niños.

El uso de **crema solar con factor de protección igual o superior a 50** es imprescindible para la exposición directa al sol; y no debe ser superior a 15-30 minutos en niños menores de tres años.

Hay que considerar que además de la piel nuestros **ojos** también pueden verse seriamente afectados. **Nunca debe observarse el sol directamente,** ya que se pueden provocar **daños irreparables en la retina.** El riesgo de cataratas también aumenta significativamente por la exposición excesiva a la radiación solar, y por todo esto el **uso de gafas solares homologadas** es recomendable.

El uso de crema solar y gorras o sombreros debería convertirse en parte de nuestra rutina diaria. Recomiendo por ejemplo colocar la crema solar al lado de la pasta de dientes para recordar aplicarla cada mañana antes de salir de casa.

EL SOL Y LOS NIÑOS

También es nuestro deber educar a nuestros hijos y sumar a la rutina del cepillado de dientes matutino la aplicación de crema solar antes de salir al colegio, especialmente a partir de primavera. Durante las horas escolares los niños salen al patio y desarrollan actividades deportivas al aire libre, lo que puede sumar varias horas al día de exposición directa al sol.

Como he mencionado, la exposición excesiva al sol en la infancia incrementa el riesgo de melanoma y otros tumores de piel en la edad adulta. Las medidas de protección solar no son solo necesarias mientras juegan en la playa durante las vacaciones, deben ser parte de nuestro día a día.

La piel del niño posee unas características especiales que la hacen más vulnerable, lo que incrementa el riesgo a corto plazo y las consecuencias acumulativas a largo plazo. Además, se debe considerar que el sistema termorregulador en niños menores de tres años es aún inmaduro, lo que facilita las insolaciones. Hay estudios que demuestran que el uso de crema solar durante los primeros dieciocho años de vida puede reducir hasta un 78 % el riesgo de desarrollar cáncer de piel.

EL FACTOR DE PROTECCIÓN SOLAR

Se debe también tener en cuenta el factor de protección solar (FPS). Este es un índice que nos da idea del **tiempo que podremos permanecer expuestos al sol sin riesgo de quemadura.** Por ejemplo, y dependiendo del tipo de piel, si un individuo es capaz de permanecer el primer día de exposición diez minutos bajo el sol sin quemarse, la elección de un fotoprotector FPS 25 le proporcionaría una protección 25 veces superior (en situaciones ideales). Aunque se debe considerar el tipo de piel, en términos generales se considera que un FPS de 6 a 10 proporciona protección solar baja, de 15 a 25 protección media, de 30 a 50 protección alta y un FPS mayor de 60 protección muy alta.

LAS LEYES Y EL SOL

Tanto en España como a nivel europeo existen legislaciones que garantizan la protección de la salud y la seguridad de los trabajadores que trabajan al aire libre contra los riesgos relacionados con la exposición a la radiación solar. Estas medidas incluyen la obligación de informar a los trabajadores sobre los efectos nocivos para la salud de la exposición prolongada a la radiación solar, así como también la obligación de dotar de los elementos de protección idóneos con la debida capacitación para su adecuado uso.

Asimismo, se establece que las actividades deportivas, religiosas, institucionales, cívicas, protocolares o de cualquier otra índole que no se realicen en ambientes protegidos de la radiación solar se efectúen preferentemente entre las 8.00 y las 10.00 horas o a partir de las 16.00 horas, para evitar la exposición a la radiación solar en las horas más críticas.

¿QUÉ ES EL MELANOMA?

Ya sabemos entonces todo lo que podemos hacer para prevenir el melanoma, pero ¿qué es exactamente esta enfermedad? **El melanoma es un tumor maligno que se origina en los melanocitos, las células que producen la melanina**, que es el pigmento que da color a nuestra piel.

El melanoma es el cáncer de piel menos frecuente, pero es el más peligroso, ya que es muy agresivo. Esto quiere decir que con frecuencia invade tejidos cercanos y se disemina a otros órganos, incluyendo el hígado, los pulmones e incluso el cerebro, poniendo de este modo en peligro la vida.

El melanoma puede aparecer en cualquier zona de la piel y también en superficies mucosas. Por ejemplo, un tipo particular de melanoma ocurre en la úvea (melanoma uveal), una capa de tejido interior de nuestros ojos que se encuentra entre la retina y la esclerótica.

FACTORES DE RIESGO

Además de la **exposición inadecuada a la luz solar**, otros factores que aumentan el riesgo de melanoma están en las **pieles claras**, que se queman con facilidad, **los ojos de color claro** (azul o verde), ser **rubio o pelirrojo, tener muchas pecas,** poseer **antecedentes de quemaduras de sol** con ampollas especialmente antes de los dieciocho años, tener varios **lunares grandes o muchos pequeños,** estar inmunodeprimido o tener **antecedentes familiares de melanoma** o de **lunares anormales** (síndrome del lunar atípico).

Además, se debe considerar que las **cámaras de bronceado** también son muy dañinas, y aunque hay países en los que ya están prohibidas por los graves riesgos para la salud, en otros aún su uso es frecuente, especialmente por mujeres jóvenes.

Y, esto es importante, se debe recalcar que, aunque las pieles claras tienen más riesgo de contraer melanoma, las personas con pieles oscuras también pueden desarrollarlo.

PAUTAS DE DETECCIÓN

Por otro lado, cuanto antes se detecte y se trate el melanoma, antes de que se extienda a otras partes del cuerpo, es más probable poder curarlo. **Revisa tu piel** con frecuencia y presta atención a las señales de advertencia que te envían tus lunares.

Te recomiendo seguir estas pautas muy fáciles de recordar para revisar tus lunares, **el ABCDE del melanoma.** Deberás acudir al médico si detectas alguno o algunos de estos signos:

A) **Asimetría:** si una mitad del lunar es diferente a la otra.
B) **Borde:** si el lunar tiene un borde irregular, ondulado o mal definido.
C) **Color:** si hay variación de color de una zona a otra, o diferentes tonos.
D) **Diámetro:** si el lunar tiene más de 6 mm de diámetro.
E) **Evolución:** si un lunar o lesión de la piel va cambiando de tamaño, forma o color a lo largo del tiempo. Además de esto, si un lunar o una nueva mancha en la piel te duele, te pica, sangra o está ulcerado, también deberías hacértelo ver.

DIAGNÓSTICO

El médico realizará una exhaustiva revisión de tu piel, y de encontrar algo sospechoso procederá a extraer un tejido (**biopsia**) para que el patólogo lo analice al microscopio.

También se harán **análisis de sangre** para analizar la concentración de lactato-deshidrogenasa (LDH), ya que los niveles altos de esta enzima se han asociado al melanoma.

Si se constata que es un melanoma, se llevarán a cabo **pruebas genéticas** para evaluar la presencia de ciertas mutaciones (alteraciones en el ADN, nuestro material genético), que son frecuentes en el melanoma. Estos datos serán particularmente importantes a la hora de decidir el tratamiento a emplear para tratar el cáncer, como comentaremos más adelante.

CLASIFICACIÓN POR ESTADIOS DEL MELANOMA

En el melanoma, la clasificación por estadios se basa en el grosor del tumor (hasta qué punto ha traspasado las capas de la piel), así como la presencia de **metástasis** que alcance ganglios linfáticos u órganos.

El **estadio 0** corresponde a un **melanoma *in situ***, que no tiene más de un mm de grosor, o sea, que está limitado a la epidermis, la capa más superficial de la piel. Conforme va atravesando la dermis, que está por debajo de la epidermis, los estadios van aumentando a los **estadios I y II**. Una vez que el cáncer **ha alcanzado uno o más ganglios linfáticos**, ya se considera un **estadio III**. Si ya ha **invadido otras partes del cuerpo** como el cerebro, el pulmón, el hígado, el intestino delgado y el hueso, se considera un **estadio IV**, el más avanzado.

TRATAMIENTO

Las opciones de tratamiento dependerán del estado general de salud de la persona, del estadio y de ciertas características del tumor. En los estadios tempranos se lleva a cabo una **cirugía** para extirpar el tumor y, de ser necesario, los ganglios linfáticos cercanos. En estadios más avanzados, además de la cirugía, que se realiza siempre que sea posible, se emplean **inmunoterapias** o **terapias dirigidas**.

TERAPIAS DIRIGIDAS

La terapia dirigida a utilizarse dependerá de los resultados de los estudios genéticos en los que se analizan **mutaciones** comunes en el melanoma.

Aproximadamente un 50 % de casos de melanoma presentan mutaciones en un gen llamado BRAF; esto da lugar a la activación constitutiva (permanente, independiente de factores extracelulares y señales bioquímicas que normalmente regulan su actividad) de una vía de señalización (una cadena de eventos moleculares) RAS-RAF que conduce a un rápido crecimiento de las células del melanoma. El desarrollo de **inhibidores** contra BRAF mutado ha sido uno de los avances más importantes en el tratamiento del melanoma, mejora significativamente la supervivencia de los pacientes con mutaciones en BRAF y constituye uno de los hitos de la terapia dirigida, aunque lamentablemente al cabo de un tiempo la mayoría de los pacientes desarrollan resistencia y el tratamiento deja de funcionar.

Los científicos han identificado que uno de los mecanismos por los que esto ocurre es por la activación de la vía RAS-RAF a través de mecanismos alternativos, y por esto una de las estrategias empleadas para combatir este fenómeno es **utilizar simultáneamente fármacos frente a más de una diana**, combinando agentes que inhiben esta cascada de señalización en dos puntos distintos. Así, además de inhibidores de BRAF, como el vemurafenib y el dabrafenib, se emplean igualmente inhibidores de MEK (otra proteína clave en esta ruta), como el trametinib. La combinación de ambos tipos de inhibidores resulta más efectiva que administrar solo uno de ellos.

Sin embargo, a pesar de la demostrada eficacia de estos agentes, solo el subgrupo de pacientes que presenta las alteraciones moleculares pertinentes puede beneficiarse de estas terapias personalizadas. Por cierto, el sufijo -*nib* es la taquigrafía empleada para *inhibidor*. Y si vamos un poco más allá y analizamos el nombre vemurafenib, *vemu-* se refiere a la mutación (mu) V600E (ve), característica del gen BRAF (RAF) en melanoma. Así, queda claro que vemurafenib es un inhibidor para BRAF con la mutación V600E.

INMUNOTERAPIA

Hace tan solo una década, el panorama al que se enfrentaba una persona con un melanoma en estadios avanzados era desolador. Afortunadamente, las investigaciones han dado sus frutos y en los últimos años se han logrado grandes avances en el tratamiento de este tipo de tumores. Además de los inhibidores de BRAF y MEK, otro hito en el tratamiento del melanoma ha sido la inmunoterapia.

Este tipo de terapia consiste en restaurar, estimular o potenciar la respuesta inmunológica (los mecanismos de defensa propios del organismo), en este caso para combatir las células tumorales. Una de las estrategias de las células cancerosas es inhibir la respuesta inmune, y la inmunoterapia lo que hace es **bloquear estas señales inhibidoras para reactivar los mecanismos de defensa**.

La inmunoterapia empleada actualmente en melanoma se basa en la **inhibición de puntos de control del sistema inmune**. Se han desarrollado anticuerpos monoclonales dirigidos contra varios puntos de control como CTLA-4 (ipilimumab) y PD-1 (nivolumab y pembrolizumab), que se administran por separado o combinados y que han dado resultados muy alentadores en el tratamiento del melanoma metastásico.

PD-1, más concretamente, es un receptor que forma parte de los puntos de control del sistema inmune. Su función es frenar la respuesta de los linfocitos T para evitar una respuesta inmune excesiva. Las células tumorales expresan PD-1 y usan esta estrategia para inhibir la respuesta inmune y evitar ser atacadas. Los fármacos anti-PD-1 bloquean las señales inhibidoras de PD-1, con lo que restauran y potencian la respuesta inmune para destruir las células tumorales.

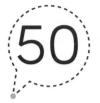

CÁNCER DE PIEL NO MELANOMA

LOS CARCINOMAS DE PIEL

Dedicamos previamente un apartado al melanoma, el tumor de piel más agresivo, pero existen otros dos tipos de cáncer de piel que son mucho más frecuentes que el melanoma: el carcinoma de células basales (CCB) y el carcinoma de células escamosas (CCE).

LOS CARCINOMAS DE CÉLULAS BASALES (CCB)

- Las personas con CCB presentan frecuentemente una mutación (alteración) en el gen supresor de tumores PTCH1.
- Son tumores que crecen lentamente y rara vez invaden otros tejidos u órganos.
- Aparecen en zonas de la piel expuestas al sol, siendo la nariz el sitio más frecuente.
- Tras el tratamiento inicial, las zonas de alto riesgo donde el tumor puede recurrir (volver a aparecer) son la parte central de la cara, el pabellón auricular, el conducto auditivo externo, la frente y el cuero cabelludo.
- Si se detectan y tratan a tiempo, tienen altas probabilidades de curación, aunque pueden causar desfiguración de la zona afectada.

LOS CARCINOMAS DE CÉLULAS ESCAMOSAS (CCE)

- En algunos casos aparecen en personas que previamente han sufrido de múltiples CCB.
- Suelen aparecer también en zonas expuestas al sol, en particular en las orejas, el labio inferior y el dorso de las manos.
- A diferencia de los CCB, también aparecen en zonas no expuestas al sol.
- Son de peor pronóstico y pueden diseminarse a otras partes del cuerpo.

FACTORES DE RIESGO DE LOS CARCINOMAS

Los mismos factores que aumentan el riesgo de padecer melanoma lo hacen también en el CCB y el CCE, incluyendo la **exposición a la radiación solar**, la **piel y los ojos claros**, la **edad avanzada, antecedentes familiares** con cáncer de piel y la **inmunodepresión** (por ejemplo, recibir inmunosupresores después de un trasplante). La **exposición a arsénico** también aumenta el riesgo de CCE, y otro factor de riesgo es la **queratosis actínica**, un potencial precursor de CCB, por lo que se considera una lesión premaligna. La queratosis actínica consiste en lesiones provocadas por el daño solar acumulativo en los queratinocitos de la piel, principalmente en personas de piel clara. Las personas que trabajan al aire libre (granjeros, trabajadores de la construcción, etc.), así como los que practican deportes al aire libre a diario, tienen un mayor riesgo de desarrollar esta dolencia, pero una vez más no se trata de no salir al sol o no practicar deportes al aire libre, sino de tomar precauciones. No hay que olvidar nunca la crema solar, reponerla con frecuencia y usar gorras, sombreros y ropa adecuada para evitar la sobreexposición al sol. **Todas las medidas de prevención comentadas para el melanoma podrían aplicarse también a estos tumores.**

ESTADIOS DE LOS CARCINOMAS Y TRATAMIENTOS

Los estadios de estos tumores se definen según la **clasificación TNM,** ya comentada anteriormente en otros tipos de cáncer, donde la T hace referencia a las características del tumor, su tamaño y si ha invadido o no otros tejidos; la N a si hay o no nódulos (ganglios) linfáticos afectados; y la M a si hay o no metástasis distantes. Las letras van seguidas por un número para indicar ausencia (0) o presencia y detalles adicionales (1, 2, 3, 4). De acuerdo con la clasificación TNM, se establecen los estadios o grupos pronósticos, desde el 0 (tumor temprano) al IV (tumor muy avanzado, con metástasis distantes). Los tratamientos de estos tumores incluyen **cirugía, radioterapia, criocirugía, electrocirugía,** terapia fotodinámica o la **administración tópica de agentes quimioterapéuticos,** como 5-fluorouracilo, o **inmunomoduladores,** como imiquimod.

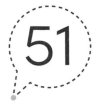

CÁNCER DE PRÓSTATA Y OTROS TUMORES PROPIOS DEL HOMBRE (CÁNCER DE TESTÍCULO)

La próstata es una pequeña glándula que forma parte del aparato reproductor masculino y que ayuda a producir el semen. Tiene el tamaño y la forma de una castaña invertida (con el pico hacia abajo) y está un poco escondida por debajo de la vejiga, rodeando la uretra, casi enfrente del recto.

DIAGNÓSTICO

En efecto, la próstata está casi enfrente del recto, por lo que su exploración mediante un examen rectal digital, aunque pueda resultar embarazoso o molesto, es sencilla y solo ocupa diez o quince segundos. Mediante este examen se revisa el tamaño, la textura y la firmeza de la próstata, si hay algún bulto o masa o si hay dolor al tocar o apretar suavemente la próstata.

Sin embargo, por su localización anatómica, este examen permite al médico inspeccionar solo un lado de la próstata, por lo que otra prueba complementaria es el análisis del **antígeno prostático específico** (**PSA** por sus siglas en inglés, de *prostate-specific antigen*). El PSA es una proteína producida por las células de la próstata, y sus niveles en sangre son más altos cuando existe alguna enfermedad en la próstata, incluyendo cáncer, pero también prostatitis (inflamación) o hiperplasia benigna de la próstata (HBP). En consecuencia, niveles altos de PSA no son sinónimo de cáncer de próstata, aunque puede ayudar en el diagnóstico.

ALGUNAS ENFERMEDADES DE LA PRÓSTATA

La prostatitis y la hiperplasia benigna de la próstata no son cancerosas ni aumentan el riesgo de padecer cáncer de próstata. La **prostatitis** es una inflamación de la próstata provocada generalmente por una infección bacteriana. Mientras que la **hiperplasia benigna de la próstata (HBP)** se produce por un crecimiento anormal de las células que provoca que la próstata se agrande, lo que conduce a síntomas parecidos a los del cáncer de próstata. La próstata tiende a crecer a medida que se envejece, desde el tamaño de una castaña al tamaño de un limón, por lo que puede llegar a oprimir la uretra, causando dificultad para orinar.

CÁNCER DE PRÓSTATA

Centrándonos ya en el cáncer de próstata, este suele ser un cáncer de **crecimiento muy lento,** que suele dar síntomas solo en estadios avanzados. Se trata de un cáncer claramente asociado a la edad, y más de la mitad de los hombres tienen células cancerosas en su próstata cuando llegan a los ochenta años. Sin embargo, en muchos casos pasa completamente desapercibido, no da síntomas y no representa un problema grave de salud.

SÍNTOMAS Y FACTORES DE RIESGO

La próstata rodea la uretra, el tubo por el que fluye la orina, por lo que los primeros síntomas del cáncer de próstata (y otras dolencias de la próstata) suelen notarse al orinar. El chorro de la orina se vuelve débil y/o entrecortado, hay **dolor** y **ardor,** y puede aparecer

sangre, y en el caso de la eyaculación puede volverse también dolorosa. Aunque todo esto puede ocurrir solo por un agrandamiento benigno de la próstata, es conveniente hacer una visita al médico y salir de dudas. Si se tienen **más de cincuenta años, antecedentes familiares** de cáncer de próstata en padres o hermanos, así como la **piel oscura,** el riesgo de padecer la enfermedad es más alto. También se ha visto que una **dieta alta en grasas** aumenta el riesgo.

DIAGNÓSTICO Y ESTADIOS DEL CÁNCER DE PRÓSTATA

En la consulta el médico suele comenzar por un **examen rectal digital** y el **análisis del PSA,** como se ha comentado anteriormente. De existir alguna sospecha se tomará una **biopsia** para que un patólogo pueda analizar el tejido y resolver la incógnita. Según lo que observe al microscopio y lo anormales que sean las células, el patólogo dará una puntuación al tumor que oscila entre 2 y 10 **(puntuación de Gleason).** Cuanto más raras o distintas a lo normal aparezcan las células, el puntaje será mayor y la probabilidad de que se disemine o haya diseminado a otros tejidos es más alta. La **gammagrafía ósea,** la **resonancia magnética** y la **tomografía computarizada** ayudarán a averiguar si el tumor se ha diseminado y a establecer su estadio, del estadio I que corresponde a un cáncer en estadio inicial, hasta el estadio IV, cuando el tumor se ha diseminado a otras partes del cuerpo. De acuerdo con esto, y evaluando los riesgos y los beneficios, se decidirá también el tratamiento.

TRATAMIENTO

Si el tumor está restringido a la próstata (o para aliviar los síntomas de un cáncer avanzado), se extirparán la próstata y los ganglios linfáticos cercanos mediante **cirugía.** Se debe tener en cuenta que **si se extirpa la próstata ya no se tendrán eyaculaciones de semen,** por lo que si se quieren tener hijos en un futuro se debe tomar una muestra de semen para poder **congelar los espermatozoides** antes de la cirugía.

La **radioterapia** también se usa en el tratamiento del cáncer de próstata, a veces incluso antes de la cirugía, con el fin de reducir el tamaño del tumor.

En casos avanzados, una opción es también la **quimioterapia,** generalmente aplicada directamente a la vena (intravenosa).

En algunas ocasiones se acude además a la **terapia hormonal,** que consiste en fármacos que impiden que los testículos produzcan testosterona (como el antagonista de la luliberina, LH-RH), o fármacos que bloquean la acción de los andrógenos (antiandrógenos).

También se pueden **extirpar los testículos,** principales productores de testosterona. Esto se hace porque las hormonas masculinas, tanto andrógenos como testosterona, pueden favorecer el crecimiento del cáncer de próstata, los tumores hormonodependientes. Los efectos secundarios de estas terapias incluyen la disfunción eréctil, sofocos y falta de deseo sexual, y también pueden debilitar los huesos.

Si la terapia hormonal no funciona, se suele recurrir a la **inmunoterapia,** que estimula el sistema inmunitario para atacar las células tumorales. En 2010 se aprobó en Estados Unidos el uso de sipuleucel-T (Provenge) para tratar ciertos casos de cáncer de próstata metastásico, sin embargo, en Europa se ha retirado del mercado por razones comerciales. Sipuleucel-T es una inmunoterapia celular autóloga, es decir, **el fármaco se elabora con las propias células sanguíneas del paciente.** Una vez extraídos los glóbulos blancos del enfermo, estos se exponen a una proteína producida por las células cancerosas y a una molécula estimulante. Esta exposición prepara a los glóbulos blancos para que sean capaces de estimular el sistema inmune del paciente y atacar las células tumorales cuando son reintroducidos en el organismo, por lo que sirve como una vacuna que ordena al sistema inmune combatir la enfermedad.

CÁNCER DE TESTÍCULO

Entre los tumores propios del sexo masculino está asimismo el **cáncer de testículo.** Los testículos son también glándulas, en este caso responsables de producir testosterona y espermatozoides. El cáncer de testículo es el cáncer más común en varones de veinte a treinta y cinco años de edad. Hay dos tipos principales de cáncer de testículo, **los seminomas** y **los no seminomas**. Estos últimos suelen crecer y diseminarse más rápido que los seminomas, y se tratan de manera distinta. Por ejemplo, la radioterapia funciona mejor en los seminomas.

FACTORES DE RIESGO Y SÍNTOMAS

La **criptorquidia**, el descenso incompleto de los testículos a través del canal inguinal hacia el escroto, aumenta el riesgo de cáncer de testículo, así como el **desarrollo anormal de los testículos** y los **antecedentes familiares** de este tipo de cáncer en el padre o un hermano.

Si se siente un **cambio en la textura de los testículos**, una masa o bulto, inflamación, dolor o incomodidad en el testículo, en el escroto o en la ingle, así como **acumulación súbita de líquido en el escroto**, se debe hacer una visita al médico.

DIAGNÓSTICO

Un examen físico y una ecografía serán las primeras pruebas, pero también se tomará una muestra de sangre para analizar marcadores tumorales, sustancias que aparecen en la sangre y pueden servir de chivatos de la presencia de un tumor. En el caso de cáncer de testículo, los chivatos son la **alfa-fetoproteína (AFP)** y la **gonadotropina coriónica (hCG)** (que también aparece en la orina de mujeres embarazadas y es en la que se basan los test de embarazo), cuyos niveles en sangre son más altos en los pacientes con ciertos tipos de cáncer, incluido el de testículo.

TRATAMIENTO

El tratamiento suele ser la **orquiectomía inguinal**, un procedimiento quirúrgico para extirpar todo el testículo a través de un corte en la ingle. También se emplea **radioterapia** y **quimioterapia**.

Si se requiere el uso de dosis muy altas de quimioterapia, antes de iniciar el tratamiento se pueden extraer células madre de la médula ósea del paciente, que se congelan, almacenan y se reintroducen en el enfermo después del tratamiento para reemplazar las células madre sanguíneas que serán destruidas durante la quimioterapia. Si se planea tener hijos en un futuro, es imprescindible **recoger espermatozoides y congelarlos antes de iniciar cualquier tratamiento.** Como es obvio, y ya se ha dicho, este procedimiento se debe llevar a cabo por especialistas, que guardarán tan preciado material en las mejores condiciones para que puedan ser usados en el futuro.

CÁNCER DE PULMÓN

EL CÁNCER QUE MÁS MUERTES PRODUCE

El cáncer de pulmón es el tipo de cáncer más frecuente a nivel mundial, aunque en España ocupa el tercer lugar, detrás del cáncer colorrectal y el de próstata. Sin embargo, **es el tipo de cáncer que más muertes produce anualmente en nuestro país**, y de las alrededor de 100.000 muertes por cáncer que se producen, unas 20.000 se deben al cáncer de pulmón, seguido por unas 15.000 debidas al cáncer colorrectal, según datos recientes de la Sociedad Española de Oncología Médica (SEOM).

Estas cifras son más alarmantes aún si se considera que el principal factor de riesgo del cáncer de pulmón se puede prevenir: **el tabaco**.

La mayoría de las personas con cáncer de pulmón fuman o han fumado.

Como no me cansaré de repetir, nunca es demasiado tarde para dejar de fumar porque, incluso una vez detectado un cáncer de pulmón, **dejar de fumar conllevará que los tratamientos funcionen mejor y reducirá las posibilidades de sufrir otro cáncer.** Si fumas, busca ayuda para dejar de fumar no solo por ti, sino también por quienes te rodean: familiares, amigos, compañeros de trabajo y cualquier individuo con el que te cruces, pues el humo del tabaco contiene nicotina y otros químicos tóxicos que afectan a la salud de quienes lo respiran a tu alrededor.

LOS FUMADORES PASIVOS

Según datos de la Organización Mundial de la Salud (OMS), **el humo del tabaco ajeno causa casi un millón de muertes al año a nivel mundial, de los cuales más de 150.000 son niños,** ya que se calcula que más de un 40 % de los niños en el mundo tienen al menos un progenitor fumador.

Se ha demostrado que fumar durante el embarazo pone en riesgo la salud del bebé, genera retrasos en el crecimiento fetal y aumenta el riesgo de aborto espontáneo.

Además, los bebés de madres fumadoras suelen tener bajo peso al nacer, mayor predisposición a desarrollar asma y mayor riesgo de sufrir el síndrome de muerte súbita del lactante (también conocido como «muerte de cuna» o «muerte blanca»), una muerte repentina e inesperada que se produce en niños menores de un año aparentemente sanos. Este riesgo también aumenta en bebés expuestos al humo del tabaco después del nacimiento.

UNA PEQUEÑA LECCIÓN DE ANATOMÍA

El aire que entra a nuestro cuerpo por la nariz o por la boca pasa por la faringe, la laringe y la tráquea hasta llegar a los bronquios. Los bronquios son dos conductos con ramificaciones (bronquiolos) que introducen el aire lleno de oxígeno en los pulmones. El pulmón derecho tiene tres partes (lóbulos), mientras que el izquierdo solo dos. Los pulmones están recubiertos por una fina membrana llamada pleura.

TIPOS DE CÁNCER DE PULMÓN

Existen dos tipos de tumores de pulmón, benignos (no cancerosos) y malignos (cancerosos).

Los tumores malignos se clasifican en:

- **Cáncer de pulmón de células pequeñas** (por su apariencia al microscopio).
- **Cáncer de pulmón de células no pequeñas**, que es el más común (casi el 90 % de los casos).

FACTORES DE RIESGO Y SÍNTOMAS

Además del tabaco, otros factores de riesgo incluyen la **exposición al asbesto** (amianto); **químicos cancerígenos** como uranio, berilio, gas mostaza, productos del carbón, gasolina; **productos de la combustión del diésel; exposición al gas radón; altos niveles de contaminación del aire; altos niveles de arsénico en el agua** que consumimos; **radioterapia en los pulmones**, así como los **antecedentes familiares** de cáncer de pulmón.

Los síntomas más comunes incluyen **tos persistente** que empeora con el tiempo, en algunos casos con sangre, **dolor constante en el pecho, neumonías o bronquitis frecuentes, falta de aire, silbidos al respirar, ronquera** o cambio de la voz, **dificultad para tragar, parálisis facial, inflamación del cuello y la cara, pérdida de apetito y peso**, así como **fatiga**.

DIAGNÓSTICO

Con frecuencia el cáncer de pulmón se descubre en una **radiografía o tomografía computarizada (TAC)** tomada por otra razón. Aunque los síntomas antes mencionados puedan estar causados también por otras enfermedades, no se deben dejar pasar y se debe acudir al médico para una exploración física. A veces solo con **auscultar el tórax** con un estetoscopio el médico puede tener indicios de la presencia de un cáncer de pulmón. Ante cualquier sospecha se emplearán pruebas de imagen, como **radiografía de tórax, tomografía computarizada, resonancia magnética** o **tomografía por emisión de positrones**, para diagnosticar el cáncer y averiguar si se ha extendido, y se extirpará también un trozo de tejido (**biopsia**) para su análisis al microscopio.

También se puede realizar una **toracocentesis,** que consiste en extraer un poco del líquido pleural que se encuentra entre la pleura y la pared torácica utilizando una aguja. Este líquido pleural es analizado en busca de células cancerosas.

ESTADIOS DEL CÁNCER DE PULMÓN

Con toda esa información se definirá el estadio del tumor y se decidirá el tratamiento más conveniente. En ciertos casos puede ocurrir que se identifiquen células tumorales en el esputo (gargajo), pero no se vea ningún tumor en las exploraciones como radiografías o tomografías, por lo que se hablaría de un **tumor de pulmón en estadio oculto.**

Si el tumor ya se detecta en pruebas de imagen, pero se limita al revestimiento más interno del pulmón y está localizado, corresponde a un **estadio 0.**

A partir del **estadio I** ya se trataría de tumores invasivos que han atravesado el revestimiento interno del pulmón hasta invadir el interior del pulmón; cuando esta «invasión» alcanza los ganglios linfáticos cercanos, el diafragma, la pleura y el tejido que rodea el corazón, se considera que ha alcanzado el **estadio II;** si llega a órganos cercanos como la tráquea, el esófago o el corazón, se considera que el cáncer está en **estadio III,** y cuando invade órganos lejanos como el cerebro, los huesos, el hígado o las glándulas suprarrenales, se puede afirmar que el cáncer está ya en el **estadio IV.**

TRATAMIENTO

¿Qué opciones se tienen una vez diagnosticado el cáncer de pulmón? Afortunadamente he de decir que cada vez más, aunque el éxito del tratamiento dependerá de cómo de avanzada esté la enfermedad, así como del estado general de salud del paciente y de su capacidad de poder afrontar los tratamientos.

En estadios iniciales, la **cirugía** puede ser una opción. En la mayoría de los casos se efectuará una **lobulectomía**, es decir, se extirpará todo el lóbulo donde haya crecido el tumor.

También se suele aplicar **radioterapia** después de la cirugía para eliminar las células tumorales que puedan haber quedado, y en casos avanzados esta puede combinarse con **quimioterapia** inyectada en la vena (intravenosa).

USO DE TERAPIAS DIRIGIDAS EN EL CÁNCER DE PULMÓN

Actualmente se dispone también de **terapias dirigidas** cuyos fármacos se diseñan considerando características específicas de las células cancerosas y que, a diferencia de la quimioterapia (que no es específica solo para las células tumorales, sino que destruye también células sanas de rápido crecimiento), **atacan específicamente las células tumorales.**

Algunas de las terapias más exitosas son:

INHIBIDORES DEL RECEPTOR DEL FACTOR DE CRECIMIENTO EPIDÉRMICO

En el caso del cáncer de pulmón, los **inhibidores del receptor del factor de crecimiento epidérmico** (EGFR) son un exitoso ejemplo de terapia dirigida: EGFR es una proteína que desempeña un papel clave en el crecimiento y la proliferación celular. Tanto las células normales como las células tumorales dependen de las señales de EGFR, pero en las células normales este mecanismo está rigurosamente controlado, mientras que algunas de las células tumorales tienen mutaciones (alteraciones) en EGFR que conllevan una hiperactividad de este factor de crecimiento. Estas mutaciones generan **adicción de las células cancerosas a EGFR**, que no pueden vivir sin él. En consecuencia, el uso de **inhibidores de EGFR** (gefitinib o erlotinib) en pacientes con mutaciones activadoras en este gen provoca la muerte de las células tumorales que tienen la mutación. Al inhibir EGFR, las células adictas a este factor de crecimiento no logran sobrevivir.

El papel de EGFR en cáncer se conoce desde hace mucho tiempo, y a raíz de eso se desarrollaron los inhibidores de EGFR. Sin embargo, los resultados iniciales de la terapia con estos fármacos fueron desalentadores. Pero analizando en detalle aquellos pacientes en los que la terapia sí funcionaba, se descubrieron las mutaciones en EGFR. Hoy en día esta terapia se emplea en pacientes con EGFR mutado con resultados exitosos.

INHIBIDORES DE ALK

Otra terapia dirigida utilizada en el caso de cáncer de pulmón son los **inhibidores de ALK** (por las siglas en inglés de *anaplastic lymphoma kinase*).

Aproximadamente el 5 % de los pacientes con carcinoma de pulmón de células no pequeñas tienen un reordenamiento cromosómico, en este caso una inversión dentro del cromosoma 2p (recuperando un ejemplo que ya he usado en este libro: se rompe un trozo del bastoncito de caramelo que abarca dos franjas, roja-blanca, y se vuelve a pegar pero al revés: blanca-roja). Este «rearreglo» genera un gen de fusión entre EML4 y ALK que genera una proteína con actividad quinasa constitutiva (permanente) que contribuye al cáncer. Los inhibidores de ALK, como crizotinib (su nombre comercial es Xalkori), se emplean en enfermos de cáncer de pulmón con el gen de fusión EML4-ALK.

INMUNOTERAPIAS

Finalmente, las terapias más novedosas empleadas en cáncer de pulmón son las **inmunoterapias basadas en la inhibición de puntos de control del sistema inmune,** ya comentadas en el apartado de melanomas. El uso de anticuerpos monoclonales dirigidos contra varios puntos de control, como CTLA-4 (ipilimumab), PD-1 (nivolumab y pembrolizumab) y su ligando PDL-1 (atezolizumab), que se administran por separado o combinados, está teniendo muy buenos resultados en el tratamiento del cáncer de pulmón de células no pequeñas (véanse más detalles en la sección de melanomas, capítulo 49).

CÁNCER DE RIÑÓN

ORIGEN, SÍNTOMAS Y FACTORES DE RIESGO

Los riñones son los filtros que limpian nuestra sangre y se encargan de eliminar todos los productos de desecho mediante la orina. La orina formada en los riñones pasa a través de unos largos tubos (uréteres) hasta llegar a la vejiga, donde se almacena hasta que el cuerpo la desecha a través de la uretra.

El cáncer de riñón, o cáncer de células renales, se origina en el **revestimiento de los túbulos del riñón**, esos pequeños tubos que filtran la sangre. Aunque en estadios tempranos no suelen presentarse **síntomas**, en estadios más avanzados suelen sentirse **dolores en un costado** que no desaparecen. También suele aparecer **sangre en la orina, pérdida de apetito, pérdida de peso y anemia**, y en ciertas ocasiones se puede llegar a palpar una **masa en el abdomen**.

Entre los factores de riesgo figuran el **tabaco**, la **obesidad**, la **hipertensión arterial** (presión alta) y la **exposición a sustancias nocivas** como el cadmio, algunos **herbicidas** y ciertos **disolventes orgánicos** como el tricloroetileno. También hay un grupo de **enfermedades hereditarias** entre las que se incluyen el carcinoma renal papilar hereditario, causado por mutaciones (alteraciones) en el gen MET, y el cáncer renal familiar, asociado a mutaciones en la enzima fumarato hidratasa (FH).

DIAGNÓSTICO DEL CÁNCER DE RIÑÓN

Además de un **examen físico**, el médico recurrirá a una **ecografía**, una **resonancia magnética** o una **tomografía computarizada (TAC)** para evaluar la presencia del tumor. Se tomarán **muestras de sangre y orina** para realizar análisis bioquímicos y medir las cantidades de ciertas sustancias liberadas por las células tumorales, así como también para analizar la presencia de azúcar, proteínas, glóbulos blancos y glóbulos rojos en la orina, que pueden ser un indicativo de problemas renales.

Otra prueba que se suele realizar es el **pielograma intravenoso**, que consiste en inyectar un líquido de contraste en una vena y tomar radiografías a medida que este líquido se desplace por el riñón para detectar si existe alguna obstrucción. Como siempre, la **biopsia** será clave a la hora de confirmar el diagnóstico, y las pruebas de imagen ayudarán a establecer cómo de avanzado está el tumor.

ESTADIOS Y TRATAMIENTO DEL CÁNCER DE RIÑÓN

Los estadios del cáncer de riñón van del I al IV, desde el tumor localizado solo en el riñón hasta la diseminación a glándulas suprarrenales o a otros órganos como los pulmones, el hígado, los huesos y el cerebro (estadio IV).

De acuerdo con esta información, se recurrirá a la **cirugía** para extirpar parte o todo el riñón. Se puede vivir solo con un riñón, en efecto, y, de hecho, debido a defectos durante el desarrollo embrionario, uno de cada dos mil bebés nace solo con un riñón (agenesia renal unilateral) y no suelen presentar síntomas ni problemas de salud.

Sin embargo, de requerirse extirpar ambos riñones, el enfermo necesitará **diálisis** (conectarse regularmente a una máquina para limpiar la sangre) o un **trasplante de riñón**.

También se puede recurrir a la **radioterapia** y a la **quimioterapia**, y se está empezando a emplear la **inmunoterapia**, en particular nivolumab, el inhibidor de PD-1 que se mencionó en el apartado de melanomas y también en el capítulo anterior de cáncer de pulmón. Igualmente, puede usarse interleucina-2 (IL-2) para estimular el crecimiento y la actividad de las células inmunitarias para atacar a las células tumorales.

En cuanto a la **terapia dirigida**, se están empleando inhibidores de quinasas como mTOR (everolimus y temsirolimus) para tratar los tumores renales avanzados.

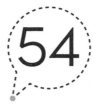

CÁNCER DE TIROIDES

QUÉ ES LA TIROIDES Y TIPOS DE CÁNCER DE TIROIDES

La tiroides es una glándula en forma de mariposa ubicada en el cuello, por encima de la clavícula. Esta glándula produce hormonas tan importantes como la **hormona tiroidea,** implicada en regular el ritmo cardíaco, la presión arterial, la temperatura corporal y el peso. También fabrica la calcitonina, involucrada en mantener una concentración de calcio óptima en el organismo.

La mayoría de los tumores que se forman en la glándula tiroides son **benignos (no cancerosos),** pero también hay unos **malignos (cáncer de tiroides).**

Dependiendo de las células que lo originan, el cáncer de tiroides puede ser:

- **Papilar** (el más común).
- **Folicular.**
- **Anaplásico.**
- **Medular.**

Este último tipo, el **cáncer medular tiroideo,** puede ser hereditario y está causado por mutaciones en el gen RET. De detectarse la mutación de RET en un enfermo de cáncer medular tiroideo, podría analizarse la presencia de la mutación en los miembros de la familia y, de encontrarse, el médico podría recomendar revisiones frecuentes o incluso extirpar la tiroides en todos ellos por precaución antes de que aparezca el cáncer.

DIAGNÓSTICO Y TRATAMIENTO

Si se sospecha de un tumor tiroideo, además de **revisar la presencia de bultos** que se puedan palpar en la tiroides, se realizará un **análisis de sangre** para medir los niveles de la hormona estimulante de la tiroides (TSH), así como una **ecografía o gammagrafía.** Sin embargo, la única forma segura de diagnosticar un cáncer de tiroides es mediante el **análisis de la biopsia** por un patólogo.

En la mayoría de los casos el tumor (o toda la tiroides) se extirpa mediante **cirugía.** A partir de entonces se deberá administrar una **terapia de reemplazo hormonal,** suministrando hormonas tiroideas mediante tabletas.

En el caso de cáncer **papilar** o **folicular,** se lleva a cabo una terapia con **yodo radiactivo** (I-131), que destruirá las células de cáncer de tiroides.

Si por alguna razón no se puede llevar a cabo una cirugía ni terapia con yodo radiactivo (I-131), se recurrirá a la **radioterapia,** aunque en el caso del cáncer **medular** y el cáncer **anaplásico** se emplea **quimioterapia.**

CÁNCER DE VEJIGA

LOS CARCINOMAS UROTELIALES

La vejiga es el órgano donde se almacena la orina. Este órgano, así como la **uretra**, los **uréteres** y la parte inferior de los riñones (**pelvis renal**), están revestidos por una membrana mucosa especializada llamada **urotelio**.

La mayor parte de los cánceres que se forman en estos órganos se originan en esta membrana, por lo que se conocen como **carcinomas uroteliales**.

TIPOS Y FACTORES DE RIESGO DEL CARCINOMA UROTELIAL

El **carcinoma urotelial de vejiga** puede ser de grado bajo (menos agresivo) o de grado alto (más agresivo). Los factores que aumentan el riesgo a desarrollar este tipo de cáncer son el consumo de tabaco, beber agua clorada, beber agua de pozo con altas concentraciones de arsénico, usar catéteres urinarios por un largo período de tiempo, así como la exposición ocupacional a químicos presentes en pinturas, tintes, metales y derivados del petróleo.

Los antecedentes familiares de cáncer de vejiga y mutaciones genéticas, entre las que se incluyen mutaciones en los genes HRAS, Rb1, PTEN, NAT2 y GSTM1, también aumentan el riesgo de cáncer de vejiga. Las infecciones crónicas de las vías urinarias y la infección por el parásito *Schistosoma haematobium* son también factores de riesgo, aunque en este caso de **carcinoma de células escamosas**, un tipo poco frecuente de cáncer de vejiga.

SÍNTOMAS Y DIAGNÓSTICO

Los síntomas del cáncer de vejiga incluyen **presencia de sangre en la orina** (con un color como óxido o rojo brillante), **orinar frecuentemente, dolor al orinar y dolor en la parte baja de la espalda.**

De presentarse estos síntomas se deberán realizar una serie de pruebas que incluyen una **exploración interna** en la que el médico introduce un dedo a través de la vagina o el recto para palpar y detectar masas, un **análisis de orina**, así como un **estudio citológico de la orina** (se observa al microscopio una muestra de orina en búsqueda de células anormales).

También se lleva a cabo una **cistoscopia**, en la que se introduce por la uretra un tubo delgado con luz y una lente (cistoscopio) para observar la vejiga por dentro. Durante este procedimiento se suele tomar un trozo de tejido (**biopsia**) para analizarlo al microscopio.

Finalmente, mediante **pruebas de imagen**, como radiografía, resonancias magnéticas y tomografías, se determina si el tumor se ha expandido por el cuerpo.

ESTADIOS Y TRATAMIENTO

Dependiendo de las capas de la pared de la vejiga que haya invadido el tumor, se definen los estadios: si crece solo en el urotelio, el revestimiento de la vejiga (**estadio o**); si ya ha invadido el tejido conjuntivo (**estadio I**); si ha llegado a las capas de tejido muscular (**estadio II**); si ya se ha diseminado a la capa grasa u órganos reproductores (**estadio III**); o si ya ha invadido ganglios linfáticos u órganos distantes como el pulmón, el hueso o el hígado (**estadio IV**).

Según esto se decidirá el tratamiento, ya sea **cirugía, radioterapia** y/o **quimioterapia**.

Recientemente se está también empleando **inmunoterapia**, en particular inhibidores de PD-1 como nivolumab y de PD-L1 como atezolizumab (véase apartado de melanomas para saber más detalles de cómo actúa este tipo de terapia en el capítulo 49).

COMENTARIOS FINALES

A lo largo de estas secciones he pretendido dar una visión general acerca de los diferentes tipos de cáncer, sus posibles causas, sus particularidades y opciones de tratamiento. Una vez diagnosticado el cáncer, nos ponemos en manos de los especialistas, un equipo multidisciplinario formado por patólogos, oncólogos, radiólogos, cirujanos y enfermeros, entre otros. Gracias a los avances científicos y tecnológicos, todos ellos cuentan con las herramientas para dar con un diagnóstico certero y elegir la mejor opción de tratamiento disponible, pero quiero terminar esta sección recalcando lo que todos podemos hacer para **prevenir el cáncer**, unos cuantos consejos útiles y fáciles de recordar (de la A a la H) que cualquiera de nosotros podemos aplicar en nuestra vida diaria.

A) **Alimentación:** mantén una dieta equilibrada, baja en grasas y rica en fibras, frutas y verduras. Evita el consumo excesivo de alimentos procesados.

B) **Bebidas alcohólicas:** reduce el consumo de bebidas alcohólicas.

C) **Crema solar:** no olvides usar crema solar para proteger tu piel.

D) **Duerme:** dormir bien es tan esencial para nuestro cuerpo como comer bien. Duerme 7-8 horas al día.

E) **Ejercicio:** haz ejercicio, practica algún deporte, camina, corre, juega. Evita la vida sedentaria.

F) **Fumar:** NO fumes. El tabaco es un veneno para ti y para los que te rodean. Fumar mata. Busca ayuda para dejar de fumar.

G) Gestiona tu tiempo: organiza tus prioridades. Evita el estrés. Toma descansos y relájate. Eso es parte de un estilo de vida saludable.

H) Habla: no te quedes callado. Habla con tu médico si sospechas que algo no anda bien.

Mucha suerte y ¡continuamos la lucha!